COMPRENDRE

L'ASTHME DE L'ENFANT

Professeur Gabriel Bellon

Éditions Michel Servet

AGIR

AVERTISSEMENT

Ce livre ne peut se substituer à un avis médical. Son objectif est d'informer toute personne désireuse de mieux comprendre un état ou une maladie. Ne prenez pas n'importe quel médicament. Demandez toujours conseil à votre médecin.

5, rue du Maréchal Joffre
69660 Collonges au Mont d'Or
www.michelservet.com

Couverture et composition : epigraphe.com
Impression: Litosplai, s.a. Barcelone-Espagne

ISBN : 2-84812-012-6
Dépôt légal : Décembre 2009

PRÉFACE

L'asthme est la plus courante des maladies chroniques de l'enfance, et sa fréquence s'accroît dans tous les pays. Les facteurs responsables de cette hausse sont d'ordre environnemental dans la grande majorité des cas : concentration plus importante de substances allergènes dans l'air, pollution atmosphérique, implication probable de facteurs alimentaires.

De tout cela, la population a conscience, les parents surtout, préoccupés par l'avenir respiratoire de leurs enfants. Le diagnostic d'asthme chez un enfant n'est jamais bien accueilli par la famille. Pourtant, il doit être porté le plus tôt possible afin qu'un traitement soit mis en route dans les meilleures délais : c'est ainsi que l'on a des chances d'améliorer le pronostic global de la maladie.

Comme pour toute maladie chronique, les traitements de l'asthme s'étalent sur de longue périodes - parfois à vie pour les formes graves. Contraignants, ils ne peuvent être acceptés par la famille et l'enfant que s'ils sont bien compris. L'éducation de l'enfant et de son entourage est donc une des conditions essentielles du contrôle de la maladie, avec un espoir, sinon de guérison définitive, au moins de disparition des symptômes.

L'un des intérêts majeurs de l'ouvrage du professeur Gabriel Bellon est d'offrir aux parents d'enfants asthmatiques un outil pour comprendre la maladie, être capables de la dépister le plus tôt possible et participer à son traitement sur la durée.

Professeur Alain Grimfeld

Faculté de médecine Saint-Antoine, Université Paris-VI

QUESTIONS QUOTIDIENNES

SOMMAIRE

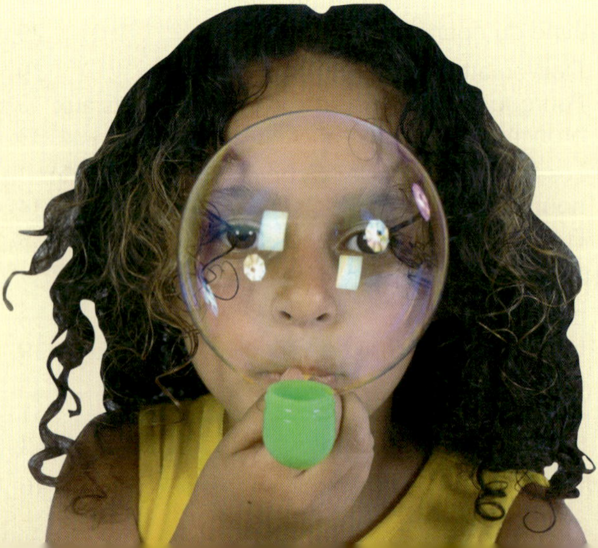

INTRODUCTION

L'asthme, la plus fréquente des maladies chroniques de l'âge pédiatrique, est fréquemment sous diagnostiqué alors que les stratégies thérapeutiques actuelles permettent, dans la grande majorité des cas, une vie normale.

L'asthme, qui affecte plus de 20 % des nourrissons et près de 10 % des enfants et adolescents, est la plus fréquente des maladies chroniques de l'âge pédiatrique. Sa prévalence augmente dans l'ensemble des pays développés. C'est pourquoi en France, depuis 2001, l'asthme et les allergies sont classés parmi les priorités de Santé Publique par le Ministère de la Santé.

Pour des raisons multiples et souvent contradictoires, cette maladie, parce que sous diagnostiquée, reste mal traitée. Elle engage cependant l'avenir respiratoire des enfants alors que les stratégies thérapeutiques actuelles améliorent significativement son évolution comme son pronostic et permettent le plus souvent une vie normale. En effet, le mot « asthme » suscite chez les patients ou leurs familles, mais aussi chez certains médecins, des sentiments ambivalents.

D'aucuns en retardent le diagnostic, répugnant à formuler ou accepter une sentence, source d'inquiétude et d'angoisse, qui présage d'une maladie chronique_dominée par la perte du souffle. Ailleurs, lorsque la gravité des symptômes est modérée, l'affection est négligée par les adeptes de croyances faussement rassurantes, convaincus que l'asthme guérit toujours à la puberté… Il est vrai que les rémissions, très fréquentes, souvent suffisamment prolongées pour parler de guérison, semblent leur donner raison. Mais ces évolutions favorables ne sont pas systématiques et entretiennent cet optimisme, au détriment de ceux qui souffriront parfois définitivement du retard à la mise en route des thérapeutiques.

L'insuffisance du diagnostic de l'asthme de l'enfant *est bien illustrée par les résultats d'une enquête menée auprès de la Caisse Primaire d'Assurance Maladie de Lyon. Au cours de l'année 2000, parmi les 319.860 personnes âgées de moins de 18 ans (nées après le 1e janvier 1983), le nombre d'asthmatiques traités (qui ont bénéficié du remboursement d'au moins trois délivrances de broncho-dilatateurs et/ou de corticoïdes inhalés, ce qui est un minimum thérapeutique) n'a été que de 7.942. Ainsi calculée, la prévalence de la maladie se situerait à 2,5 %, alors que dans toutes les enquêtes épidé-miologiques elle approche ou dépasse 10 %. Les discordances entre les données épidé-miologiques et celles obtenues par ce biais traduisent bien les carences dans la prise en charge thérapeutique. Cela signifie que 3 enfants ou adolescents asthmatiques sur 4 ne sont pas diagnostiqués, ou en tout cas correctement traités.*

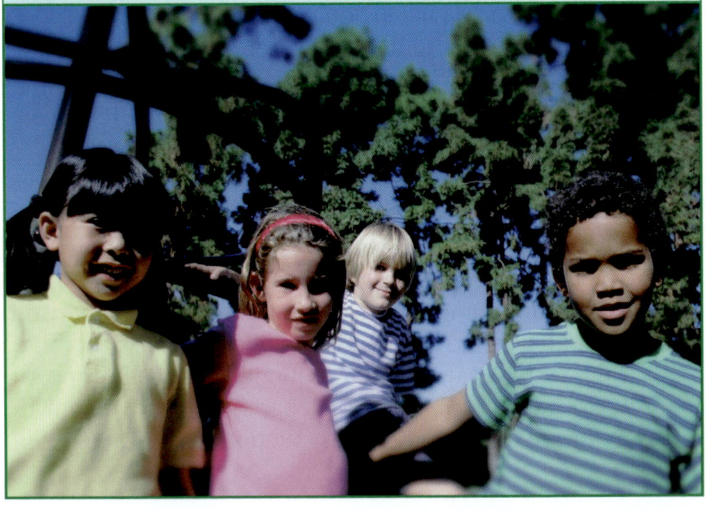

Pourquoi l'asthme est-il de plus en plus fréquent ?

Les explications avancées devant l'augmentation de la fréquence de l'asthme et des maladies allergiques dans les pays industrialisés sont multiples et encore incertaines pour quelques unes d'entre elles.

Elles sont liées aux modifications du mode de vie survenues au cours de ces vingt dernières années. L'augmentation de fréquence touche préférentiellement les pays industrialisés et les familles à haut niveau socio-économique. La fréquentation de plus en plus précoce des crèches ou autres communautés de nourrissons multiplie les risques de viroses respiratoires répétés, qui ont un rôle dans la genèse et/ou l'entretien de l'hyperréactivité bronchique et de la sensibilisation allergénique. Parallèlement, les règles d'hygiène ont modifié l'environnement bactérien qui, dans certaines conditions, pourrait avoir un effet protecteur à cet égard. Le calfeutrage de plus en plus poussé des appartements pour économies d'énergie augmente la concentration des polluants domestiques, notamment tabagiques, ou la charge en allergènes (acariens ou moisissures, par défaut d'aération, excès de chaleur constante et humidité). Les pollutions atmosphériques (liées aux véhicules automobiles, diesel notamment) sont, au moins sur un plan théorique, susceptibles de favoriser diverses sensibilisations (pollens). La multiplication des animaux de compagnie est un autre facteur qui, dans certaines situations, majore le risque de sensibilisation spécifique. Le rôle protecteur de l'allaitement au sein et celui délétère de la diversification alimentaire précoce restent discutés.

COMPRENDRE L'ASTHME DE L'ENFANT

1. Définitions

Qu'est-ce que l'asthme ?

La définition de l'asthme est essentiellement clinique. **La maladie se caractérise par la répétition d'accès aigus d'essoufflement**. Les crises de « dyspnée expiratoire » se traduisent par une respiration sifflante. Elles sont liées à une diminution brutale et transitoire du diamètre des bronches.

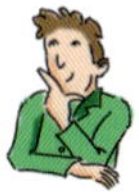

La définition n'est pas univoque. Les épidé-miologistes à l'origine des grandes enquêtes de prévalence retiennent habituellement le diagnostic d'asthme lorsqu'en réponse à un questionnaire, les sujets (ou leurs parents) rapportent des accès de dyspnée (essoufflement) accompagnée d'une respiration sifflante (ou wheezing). Parfois, seuls les enfants dont le diagnostic a été clairement énoncé par un médecin sont considérés comme asthmatiques. On conçoit aisément que les chiffres issus de ces études soient parfois très différents.

Les définitions retenues par les physiologistes (qui réalisent des tests fonctionnels respiratoires ou «explorations fonctionnelles respiratoires ») et *a fortiori* par les anatomopathologistes (qui recherchent dans les tissus des

Le wheezing *est un sifflement audible par le patient et son entourage sans l'aide du stéthoscope. Dans le cas de l'asthme, ce sifflement est exclusivement expiratoire ou prédomine très nettement à l'expiration.*

Les râles *sibilants, parfois perçus par le patient, ne sont entendus par un tiers qu'à l'auscultation à travers le stéthoscope ou directement en collant l'oreille sur la poitrine de l'enfant. Comme le wheezing, les sibilants de l'asthmatique prédominent à l'expiration.*

La dyspnée *peut se définir comme une difficulté à respirer accompagnée d'une prise de conscience anormale de sa propre respiration, ressentie comme une sensation désagréable voire pénible. La dyspnée est à distinguer de l'essoufflement physiologique qui survient au cours d'un exercice intense (voir respiration normale).*

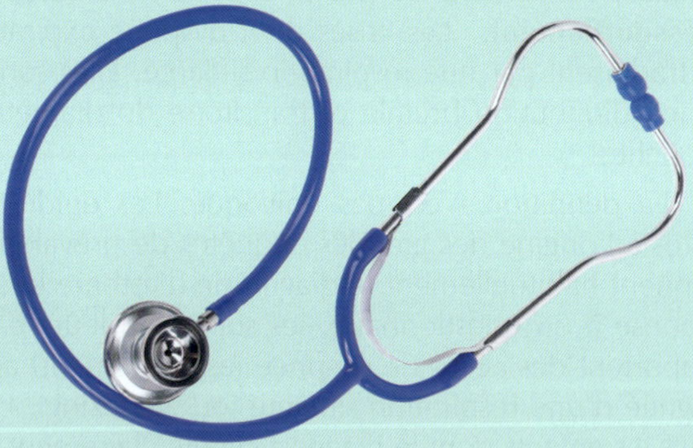

signes d'inflammation) ne peuvent être utilisées de manière systématique. **En pratique, le diagnostic est donc essentiellement clinique.**

La crise d'asthme

L'asthme se traduit par la répétition de crises plus ou moins caractéristiques : **accès de toux et de dyspnée expiratoire sifflante**. Ces crises sont fréquemment nocturnes ou déclenchées par des facteurs divers (contacts allergéniques, exercice physique, infections virales plus que microbiennes, irritants non spécifiques comme le tabac ou la pollution, difficultés psychologiques, plus rarement aliments ou médicaments). Pendant la crise, l'asthmatique présente des difficultés à expirer l'air qu'il accumule dans ses poumons. La respiration est sifflante (wheezing) ou simplement sibilante. En dehors des accès, au moins au début de l'évolution de la maladie, la respiration est normale.

Parfois, les symptômes sont moins précis, notamment chez le nourrisson ou le petit enfant. Les accès sont plus prolongés, moins paroxystiques et peuvent même se manifester par des équivalents dits « mineurs », qui n'en sont pas moins des symptômes de la maladie asthmatique.

L'asthme d'origine allergique

L'asthme est d'origine allergique quand les symptômes sont spécifiquement déclenchés par un contact allergénique chez un sujet sensibilisé. On parle alors d'asthme extrinsèque, par opposition à l'asthme intrinsèque, indépendant de tout mécanisme allergique reconnu. L'asthme de l'enfant, s'il a fréquemment une composante allergique, ne dépend jamais uniquement de facteurs déclenchants allergiques. Les symptômes sont toujours largement facilités, voire provoqués, par des éléments non spécifiques comme la fumée de tabac, l'infection ou l'exercice.

2. La respiration normale

La respiration normale est totalement inconsciente. Elle est commandée par les centres cérébraux de manière automatique, sans que le sujet ait besoin d'y penser. Au cours de l'inspiration, les muscles inspiratoires, essentiellement le diaphragme, se contractent et augmentent le volume de la cage thoracique. Dans le même temps, le ventre se gonfle, le diaphragme refoulant les viscères abdominaux vers le bas. Du fait de la distension pulmonaire qui en résulte, l'air pénètre dans les poumons. Il passe d'abord par le nez, où il se purifie, s'humidifie et se réchauffe, puis par le larynx, la trachée et enfin par les bronches qui se ramifient jusqu'aux alvéoles. L'expiration est totalement passive. Les muscles se relâchent. Le poumon gonflé, élastique, se rétracte sur lui-même et refoule l'air vers l'extérieur.

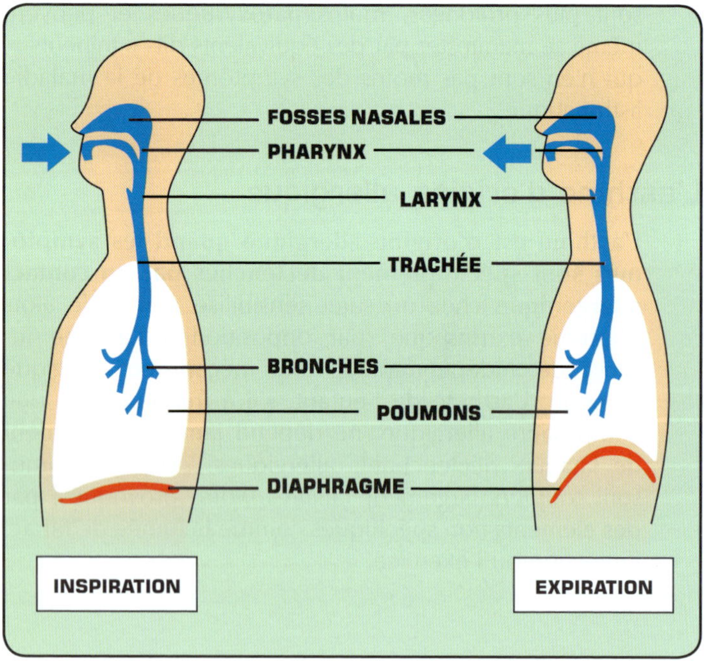

Schéma de la respiration normale

Les alvéoles (il en existe plusieurs millions) reçoivent le sang veineux, pauvre en oxygène et riche en gaz carbonique provenant des différents organes du corps (cerveau, foie, reins, muscles, etc.). Ce sang veineux est propulsé dans les artères pulmonaires par le cœur droit. À travers la fine membrane alvéolaire, le sang libère son gaz carbonique et s'enrichit en oxygène. Puis, il sort du poumon et revient au cœur gauche par les veines pulmonaires. Il est ensuite propulsé dans les artères vers les différents organes qui pourront y puiser l'oxygène nécessaire à leurs activités et y déverser le gaz carbonique produit au cours de leur fonctionnement.

Schéma de bronchiole et alvéoles

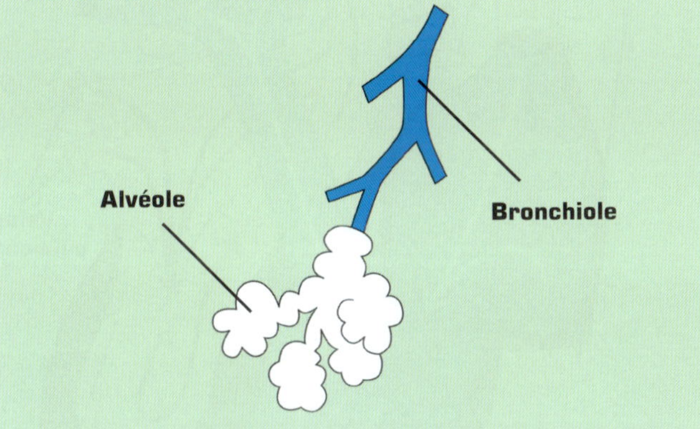

Les échanges air-sangs

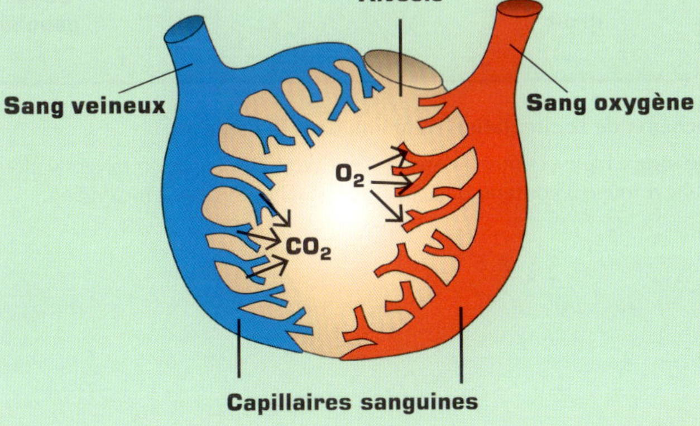

Cela implique d'une part que l'air alvéolaire soit en permanence renouvelé et d'autre part que le calibre des bronches soit suffisant pour que l'air puisse s'y écouler facilement.

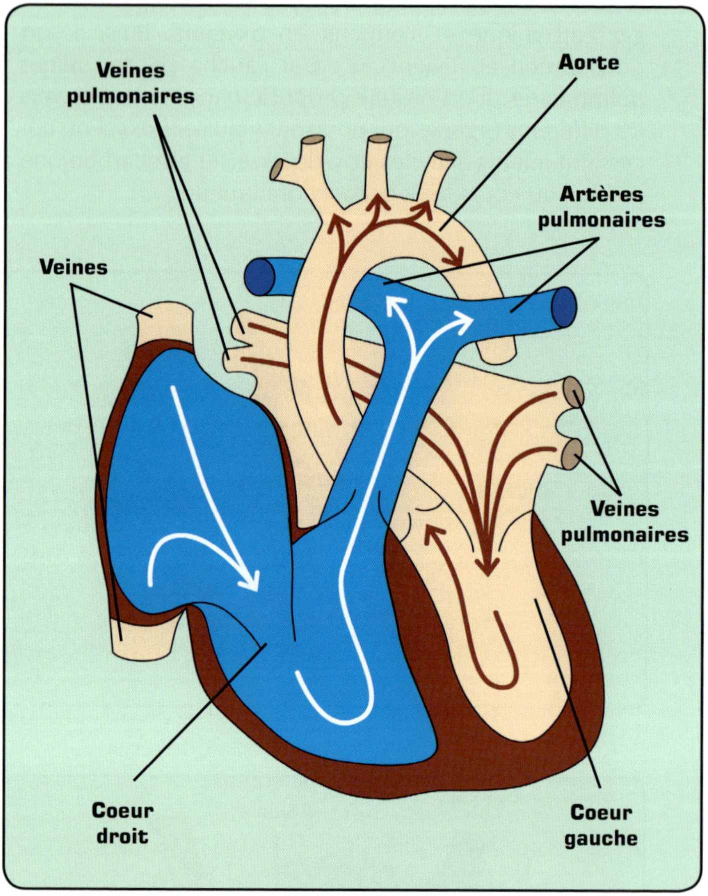

Schéma de la circulation sanguine dans le cœur.

Le sang « bleu » contenu dans le cœur droit est pauvre en oxygène alors que le sang « rouge » contenu dans le cœur gauche est riche en oxygène.

3. L'asthme est une maladie bronchique

L'asthme est une maladie des bronches dont les causes profondes ne sont pas totalement connues. L'individu asthmatique réagit à des stimulations diverses qui normalement n'ont pas ou peu de conséquences cliniques par **une inflammation chronique des voies aériennes**. Cette **réactivité particulière** relève de mécanismes complexes et conduit, dans certaines circonstances à un rétrécissement paroxystique du calibre des bronches.

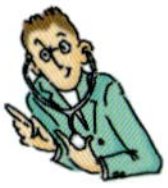

Maladie multifactorielle, probablement multigénique, l'asthme entretient des relations étroites avec le terrain atopique. Son expression est très dépendante de l'environnement, tant pour le déclenchement de la maladie que de ses accès paroxystiques

L'asthme est une maladie inflammatoire

Dans des conditions normales, les mécaniques complexes de l'immunité et/ou de l'inflammation, dont les objectifs sont de participer au maintien de l'intégrité du tractus respiratoire, se mettent en marche lors d'une agression des voies aériennes. La réaction normale des bronches (contraction musculaire lisse, hypersécrétion et œdème par vasodilatation) a pour but de réduire la pénétration de l'agresseur, de l'immobiliser (dans les sécrétions), de le neutraliser et enfin de l'éliminer par voie interne (cellules phagocytaires) ou aérienne (évacuation des sécrétions par la toux et par l'activité des cellules ciliées de la muqueuse bronchique). Sous l'influence de systèmes de régulation sophistiqués, ces différents mécanismes ont une réponse adaptée à chaque situation. Après éviction de l'agresseur et réparation des dégâts éventuels, ils retrouvent rapidement leur état basal.

Dans le cas de l'asthme, l'inflammation, fluctuante et plus ou moins marquée, est permanente. Beaucoup de cellules participent à l'exacerbation et à l'entretien de l'état inflammatoire local. C'est le cas des nombreuses cellules de l'immunité et de l'inflammation (polynucléaires neutrophiles, basophiles ou éosinophiles, cellules dendritiques, mastocytes, macrophages, lymphocytes), mais aussi des cellules constituant la paroi bronchique (cellules de l'épithélium de surface, des glandes sous-muqueuses, du muscle lisse) ou encore des cellules de l'endothélium vasculaire (paroi des vaisseaux). Toutes sont capables de produire, sécréter et recevoir de multiples signaux (cytokines et autres médiateurs biochimiques).

Dans l'asthme, l'hyperréactivité bronchique est pratiquement constante

L' hyperréactivité bronchique peut se définir comme **une réaction excessive de la muqueuse et des muscles bronchiques** à des substances bien tolérées par les enfants « normalement réactifs ».

Pratiquement constante chez les asthmatiques, elle peut également s'observer dans d'autres circonstances (bronchite chronique), voire exister de manière latente chez des sujets apparemment en bonne santé.

Quelles sont les causes de l'hyperractivité bronchique ?

L'hyperréactivité bronchique peut être secondaire à une agression de la muqueuse, qu'elle soit d'origine allergique, infectieuse ou toxique. Elle est alors la conséquence de deux phénomènes : l'altération de l'épithélium qui perd ses fonctions protectrices et la libération locale de substances qui déclenchent l'inflammation. Cette hyperréactivité bronchique acquise est souvent transitoire. Mais la répétition des stimulations peut la pérenniser.

Elle peut résulter d'un déséquilibre neurovégétatif portant sur le nombre ou la sensibilité des récepteurs aux différents neurotransmetteurs.

Elle peut correspondre à une anomalie fonctionnelle et/ou anatomique du muscle bronchique. Dans le premier cas, l'anomalie résulte d'une hypersensibilité du muscle, dans le second, elle est secondaire à son hypertrophie. En raison de l'efficacité des médicaments bronchodilatateurs bêta adrénergiques sur le spasme des muscles bronchiques, on a imaginé que l'asthme pouvait être lié à un dysfonctionnement primitif (inné) du système nerveux autonome (avec un développement exagéré des fonctions bronchoconstrictrices au détriment des bronchodilatatrices). En fait, ce déséquilibre est surtout la conséquence de l'inflammation de la muqueuse.

Enfin, l'hyperréactivité bronchique peut être liée à une mauvaise régulation locale de la réaction inflammatoire. La part du constitutionnel et de l'acquis est alors d'autant plus difficile à préciser qu'une fois institué, le processus est susceptible de s'auto-entretenir dans un véritable cercle vicieux alimenté non seulement par les réflexes locaux ou plus généraux mais aussi par l'amplification désordonnée de la réaction inflammatoire.

Dans tous les cas, l'augmentation de la perméabilité épithéliale, entretenue par l'inflammation locale, favorise le passage à travers l'épithélium des irritants et des allergènes. Le contact entre les allergènes et les cellules immuno-compétentes présentes dans la paroi bronchique peut aboutir à une sensibilisation progressive aux allergènes inhalés.

Ainsi, pour un asthmatique, le risque de devenir allergique est très supérieur à celui d'un non asthmatique, et réciproquement, pour un allergique, le risque de présenter un asthme est plus important que pour un non allergique.

L'obstruction bronchique

Dans le cas de l'asthme, la réaction des voies aériennes à divers stimulus, variables d'un enfant à un autre, mais souvent spécifiques à un enfant donné, n'est pas appropriée. Elle conduit à une **réduction paroxystique exagérée du calibre des bronches** qui met en jeu trois mécanismes intriqués. Les deux premiers, la contraction des muscles lisses et l'œdème inflammatoire, sont responsables de modifications de la paroi des bronches. On parle « d'obstruction pariétale ». Le troisième mécanisme correspond à une réduction de la lumière des bronches (zone creuse contenue à l'intérieur des bronches), ou « obstruction endoluminale », provoquée par les sécrétions produites en excès et la mort des cellules épithéliales qui se détachent de la paroi bronchique. Les sécrétions et les débris cellulaires encombrent la lumière des voies aériennes pour former parfois de véritables bouchons ou moules muqueux.

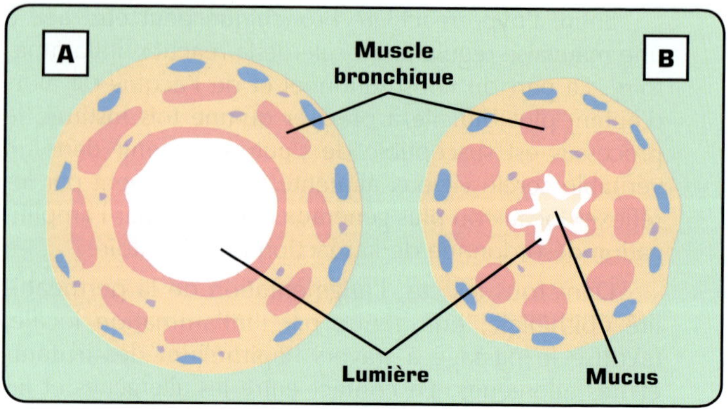

Les mécanismes de l'obstruction bronchique

La réduction du calibre des bronches est secondaire à une constriction du muscle bronchique, à l'épaississement de la muqueuse et à la sécrétion de mucus.

Ces anomalies sont initialement réversibles. Elles se réparent spontanément ou sous l'influence des traitements. Mais, au cours de l'évolution, notamment lorsque la prise en charge est insuffisante, il peut arriver que l'obstruction se fixe. Le « remode-lage bronchique », qui associe hypertrophie du muscle et des glandes et fibrose de la paroi, conduit plus ou moins tardivement à une réduction permanente du calibre des voies aériennes. Cette obstruction résiduelle qui persiste en dehors des accès paroxystiques engage le pronostic à long terme de la fonction respiratoire.

Le poids relatif des différents facteurs est variable d'un individu à l'autre. Il est en partie fonction de l'âge, ce qui explique les particularités de l'asthme du nourrisson par rapport à l'asthme de l'enfant, lui-même différent de celui de l'adulte. Ainsi, chez le nourrisson et le petit enfant, l'obstruction dépend davantage de l'œdème et de l'hypersécrétion que de la contraction du muscle lisse (encore peu développé à cet âge de la vie). Cela explique, chez eux, la moindre efficacité des broncho-dilatateurs, ainsi que l'évolution moins brutale et plus prolongée des accès.

Il est dans tous les cas très difficile de distinguer le rôle du constitutionnel (éventuellement héréditaire), de l'acquis, voire du constitutionnellement acquis (prédisposition qui ne se manifestera qu'après une sollicitation extérieure particulière).

LES FACTEURS DÉCLECHANTS

*Les facteurs susceptibles de déclencher ou d'entretenir l'inflammation et l'obstruction bronchique sont multiples. Il peut s'agir d'irritants « **non spécifiques** » comme le tabac (le tabagisme passif et a fortiori actif est le facteur principal), d'autres pollutions domestiques ou atmosphériques, d'infections respiratoires, plus souvent virales que microbiennes…*
L'hyperventilation en cause dans l'asthme induit par l'exercice fait partie des ces facteurs non spécifiques.
*Concernant l'asthme allergique, les facteurs déclenchants sont dits « **spécifiques** ». Ce sont les allergènes auxquels le patient est sensibilisé.*

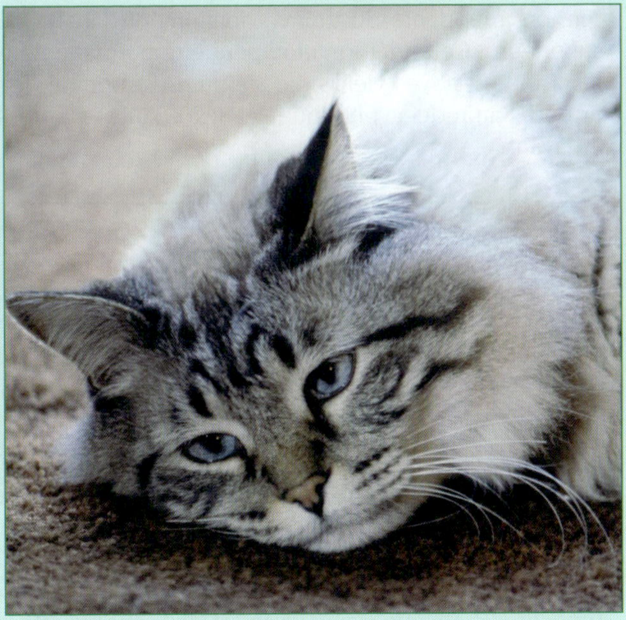

Les conséquences de l'obstruction bronchique

L'augmentation des résistances à l'écoulement de l'air dans les voies aériennes augmente le « travail » ventilatoire et nécessite la mise en jeu des muscles respiratoires accessoires (qui ne sont que très peu sollicités lors de la respiration normale). L'hétérogénéité des calibres bronchiques d'un territoire à l'autre crée un asynchronisme ventilatoire. Les alvéoles ventilés par une bronche obstruée se remplissent et se vident moins vite que ceux qui dépendent d'une bronche dont le calibre est normal. Cela entraîne des distorsions au niveau des parois bronchiolaires et alvéolaires et empêche le renouvellement normal de l'air alvéolaire. L'oxygénation du sang se fait mal. La rétention du gaz carbonique, plus rare, ne se voit qu'en cas d'obstruction très importante.

La réponse réflexe de l'organisme à cette situation est d'augmenter le tonus et l'activité des muscles et des centres inspiratoires, ce qui conduit à une augmentation du volume (ou « hyperinflation ») pulmonaire. On peut ainsi observer, au cours d'une crise d'asthme, une distension importante du thorax, notamment dans sa partie supérieure. Cette déformation peut être permanente dans les asthmes graves vieillis. Le sternum est bombé, le dos arrondi (attitude cyphotique) et les épaules s'enroulent en avant.

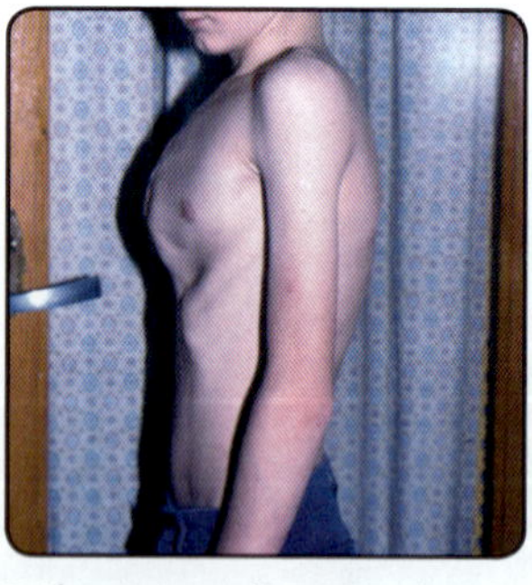

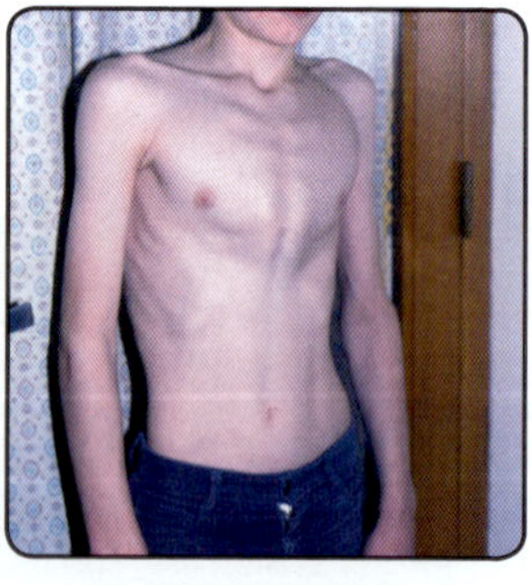

Déformations observées dans les asthmes graves et anciens

Le tirage observé à l'inspiration (creusement des espaces sus et sous claviculaires et des espaces intercostaux, élargissement des narines) traduit la mise en jeu des muscles respiratoires accessoires.

L'expiration est ralentie, à la fois par l'obstruction des bronches et le tonus exagéré des centres et des muscles inspiratoires. Cela aboutit chez le grand enfant (comme chez l'adulte) à une **bradypnée** (diminution de la fréquence respiratoire) : l'inspiration est rapide, presque maximale, l'expiration est prolongée, active, sifflante. À l'opposé, chez le nourrisson et le petit enfant, l'obstruction bronchique se traduit par une **polypnée**. Bien que l'expiration soit relativement prolongée par rapport au temps inspiratoire, la fréquence respiratoire augmente.

Lorsque l'obstruction est très importante, on peut constater, en particulier chez le petit nourrisson dont la cage thoracique est peu rigide, un balancement thoraco-abdominal. Lorsqu'il se contracte à l'inspiration, le diaphragme refoule les viscères abdominaux et gonfle le ventre. Mais, l'air ayant du mal à pénétrer dans les bronches et les poumons, le thorax, au lieu de se remplir, tend à s'aplatir.

Dans les crises graves, le défaut d'oxygénation aboutit à la cyanose : la peau et les muqueuses prennent un aspect bleuté.

Tous ces mécanismes (fatigue des muscles respiratoires, mauvaise oxygénation, gonflement thoracique) se conjuguent pour engendrer une sensation d'essoufflement ou « dyspnée ».

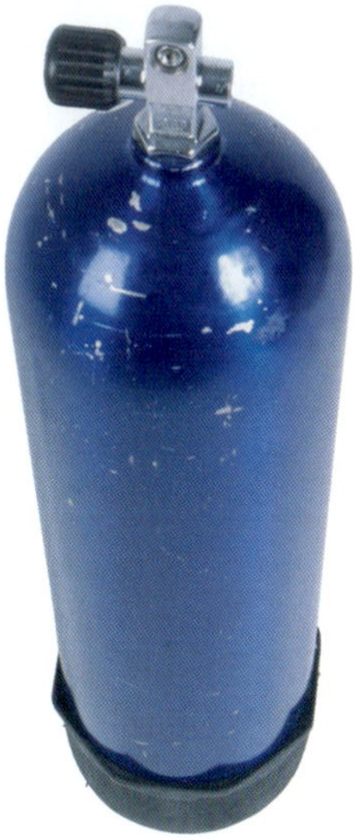

4. L'asthme allergique

Dans l'asthme allergique, **le facteur déclenchant est l'allergène auquel les bronches du patient sont sensibilisées**. La sensibilisation bronchique est liée à l'accumulation de mastocytes recouverts d'immunoglobulines E (IgE ou immunoglobulines de l'allergie) spécifiques de divers allergènes dans la paroi des bronches. Les IgE sont capables de reconnaître et de capter les allergènes qui leur sont propres. Stimulés par cette liaison, les mastocytes libèrent une grande quantité de médiateurs et de cytokines (histamine, tryptase, prostaglandines dont la PGE2, leucotriènes dont le LTC4) qui vont contracter le muscle lisse, stimuler la sécrétion des cellules glandulaires, créer ou exagérer la réaction inflammatoire en attirant d'autres populations cellulaires et en augmentant la perméabilité des parois vasculaires.

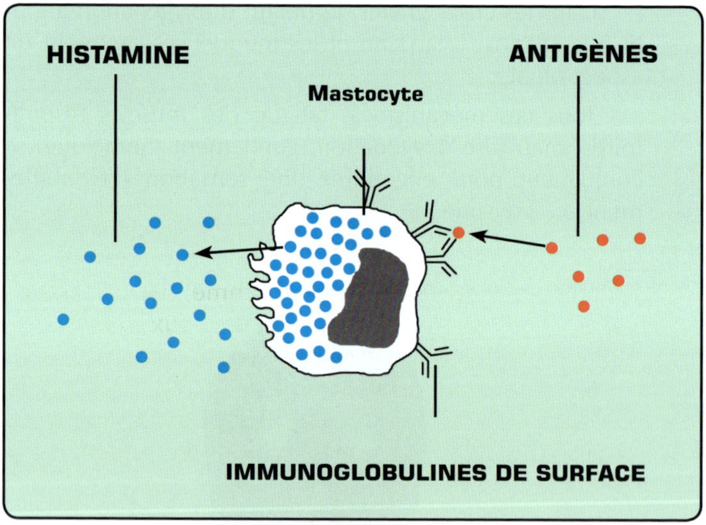

Libération d'histamine après le contact avec un allergène

L'importance de la réaction locale est fonction du niveau de sensibilisation des bronches, de la quantité d'allergènes inhalés, mais aussi de l'inflammation locale et de la réactivité bronchique. L'inflammation augmente la perméabilité de la muqueuse, favorise la pénétration des allergènes et le contact avec les mastocytes sensibilisés. L'inflammation préexistante et l'hyperréactivité bronchique alimentent le processus de l'inflammation.

L'atopie peut se définir comme la capacité à produire de façon « anormale » des anticorps de type IgE (anticorps de l'allergie immédiate) vis-à-vis de différents antigènes normalement non concernés par ce type de réponse immunitaire (substances de l'environnement atmosphérique ou domestique comme les acariens de la poussière de maison, les blattes, les animaux domestiques, les pollens, les moisissures et éventuellement certains aliments ou médicaments). Cette capacité, largement liée à des facteurs génétiques, favorise la sensibilisation à différents allergènes et le développement de maladies allergiques.

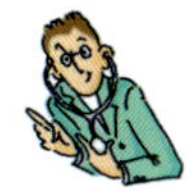

La sensibilisation correspond à la production, par un atopique, d'IgE spécifiques de différents allergènes. Certaines de ces IgE spécifiques se fixent sur les mastocytes de la peau et peuvent être mis en évidence par des tests cutanés. D'autres, libres, circulent dans le sang et sont dosés grâce à un examen sanguin.

Être sensibilisé, c'est-à-dire porter des anticorps vis-à-vis d'un allergène donné, ne signifie pas obligatoirement être allergique à cet antigène. Mais cela traduit l'existence d'un terrain atopique. La sensibilisation est un phénomène progressif qui dépend du terrain et de l'environnement. Elle nécessite un contact avec l'allergène. Dans le cas de l'asthme, l'inflammation bronchique favorise la sensibilisation aux pneumallergènes (ou allergènes inhalés). Avec l'inflammation, la muqueuse bronchique, habituellement imperméable, devient poreuse. De ce fait, les particules inhalées, normalement captées par le mucus qui tapisse l'épithélium et évacuées avec lui, peuvent pénétrer dans la paroi des bronches, entrer en contact avec les cellules immunocompétentes et les sensibiliser. Cette sensibilisation est d'autant plus facile et rapide que le sujet est prédisposé. Elle peut même se produire en dehors de toute prédisposition si l'exposition allergénique est importante en période inflammatoire. Ainsi, des tests allergologiques négatifs signifient l'absence de sensibilisation au moment où ils sont réalisés, mais ils n'engagent pas définitivement l'avenir. Que ces mêmes

ATOPIE OU ALLERGIE ?

On parle de terrain atopique chez des enfants qui ont des antécédents familiaux (parents, frères et sœurs) de maladies allergiques (eczéma, rhume des foins, asthme allergique), ou bien qui présentent ou ont présenté eux-mêmes un eczéma. Le système immunitaire de ces enfants est souvent prédisposé à réagir de façon anormale à différents antigènes de l'environnement. On ne peut parler d'allergie que lorsqu'il existe des manifestations cliniques, que celles-ci soient un asthme allergique, un eczéma, une rhinite ou une conjonctivite, déclenchées par le contact avec un allergène.

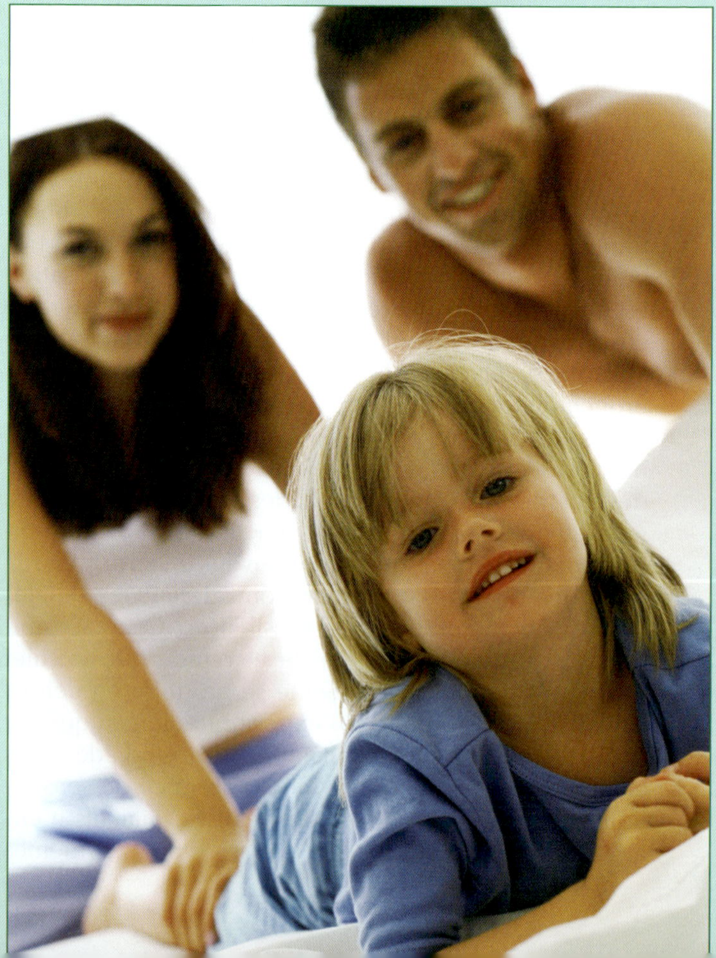

tests soient positifs quelques mois ou années plus tard ne veut pas dire que lors des premiers, l'enfant était trop jeune ou sa peau non réactive (nourrisson)... Cela démontre simplement que l'enfant s'est sensibilisé entre-temps.

L'allergie se définit par l'apparition de manifestations cliniques lors d'un contact avec l'allergène auquel on est sensible. Dans l'asthme, les manifestations sont secondaires à une réaction allergique de type I (liée aux IgE). L'allergie nécessite une sensibilisation et une réactivité de l'organe cible (bronches chez l'enfant asthmatique). Le diagnostic de l'allergie est avant tout clinique : manifestations qui se reproduisent chaque fois qu'il y a exposition à l'allergène (unité de temps et de lieu).

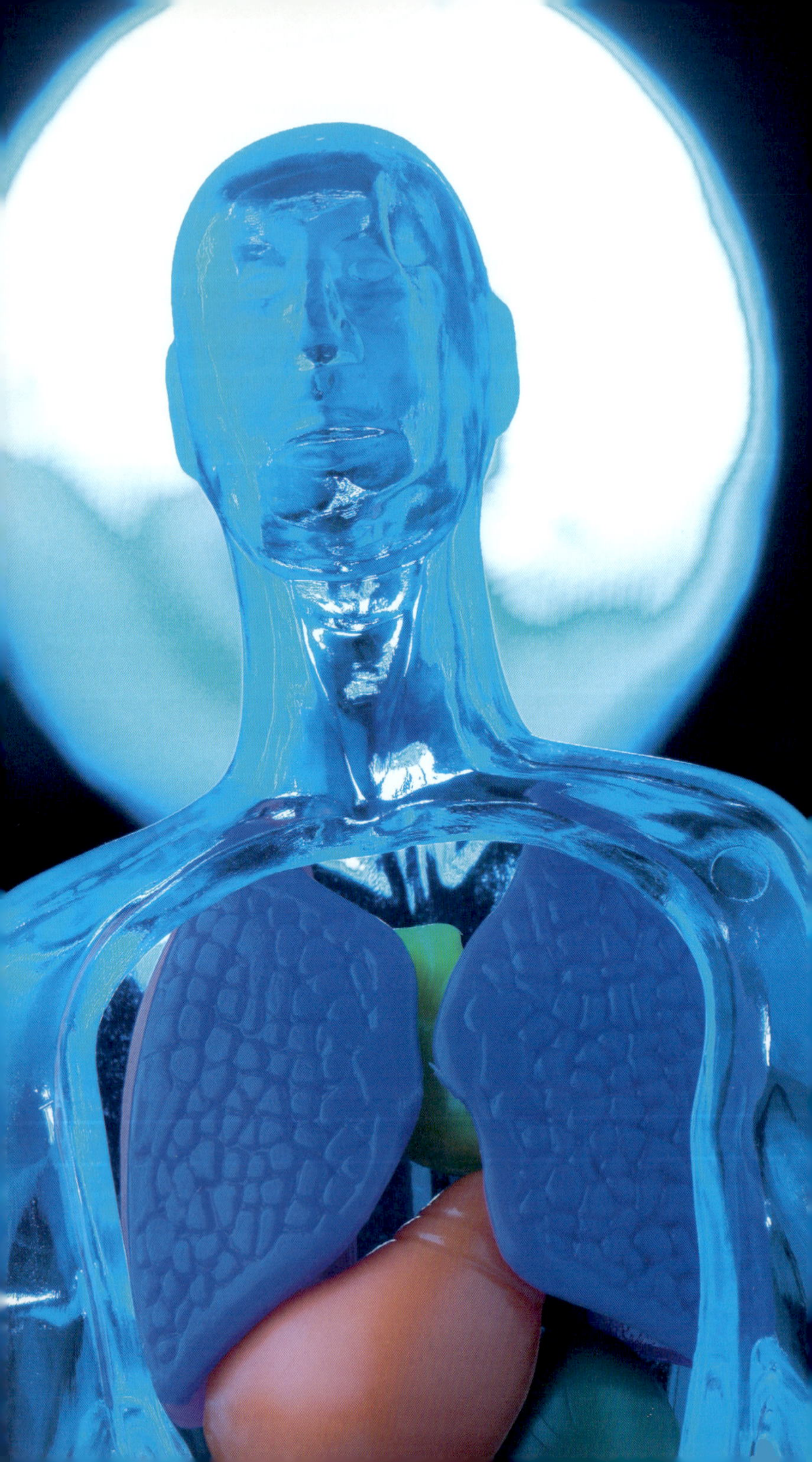

AGIR CONTRE L'ASTHME

1. Comment porter le diagnostic d'asthme ?

Les manifestations de la maladie asthmatique diffèrent selon l'âge.

L'asthme du nourrisson

Doit-on attendre la troisième crise?

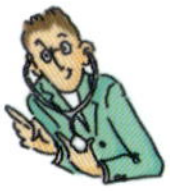

L'asthme existe chez le nourrisson. Il est même particulièrement fréquent puisque sa prévalence varie de 10 à 35 % selon l'âge et la définition retenue. **On admet que le diagnostic est définitivement établi à partir du troisième épisode de dyspnée sifflante**, que l'appellation des deux premiers ait été bronchiolite, bronchite sifflante, bronchite asthmatique ou encore bronchite asthmatiforme. Mais comment expliquer (et comprendre) que ce troisième épisode, en tout point identique aux deux précédents, soit lui considéré comme une crise d'asthme si cette possibilité évolutive n'a pas été évoquée ? **Lors du premier épisode, le diagnostic d'asthme est incertain, mais le risque est clairement établi.**

Il est vrai qu'après le troisième épisode, les termes employés restent nombreux (bronchiolites, bronchites sifflantes ou asthmatiformes récidivantes, syndrome du bébé siffleur ou « happy wheezer », syndrome obstructif expiratoire récidivant, syndrome asthmatique, hyperréactivité bronchique secondaire ou équivalent d'asthme...). Cette multiplicité des dénominations, source de confusion et d'hésitation, retarde le diagnostic. De telles appellations peuvent satisfaire *a posteriori,* lorsque les manifestations respiratoires ne se sont pas reproduites après deux ou trois accidents, éventualité heureusement très fréquente. Mais sont-elles acceptables lorsqu'à terme, la répétition des accès finit par imposer le diagnostic d'asthme ?

Bronchiolites et bronchites sifflantes

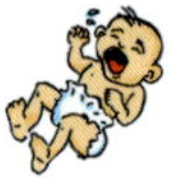

Les bronchiolites et bronchites sifflantes sont très fréquentes. Elles ne sont pas pour autant banales. Elles surviennent chez le nourrisson à l'occasion d'infections virales, parfois de façon sporadique, plus souvent à l'occasion d'épidémies. La plus spectaculaire, due au virus respiratoire syncytial (ou VRS), est communément dénommée « épidémie de bronchiolite ». Or, si pendant les périodes épidémiques pratiquement tous les nourrissons d'une communauté contractent la maladie virale, celle-ci ne s'exprime sur un mode « obstructif «que chez 15 à 20 % d'entre eux, les autres ne présentant qu'une rhinopharyngite ou une bronchite banales. Le virus est nécessaire, mais insuffisant quant au développement de la bronchiolite. Et l'on doit considérer que les 15 à 20 % des nourrissons « obstructifs » présentent une hyperréactivité bronchique ou bronchiolaire au moins clinique vis-à-vis de l'agent infectieux.

Bronchiolite, bronchite sifflante ou première crise d'asthme ? Même si elles sont causées par une infection virale, elles témoignent d'un risque marqué de maladie asthmatique.

L'évolution à moyen terme confirme la particularité de cette pathologie. Avec un recul de 8 à 10 ans, 20 à plus de 40 % des enfants, selon les études, présentent toujours un asthme évolutif, avec ou sans participation allergique. Ainsi, le risque pour un nourrisson qui présente une bronchite sifflante lors d'une infection virale d'être encore asthmatique à l'âge scolaire est au moins 2 à 3 fois supérieur à celui de la population générale (sans que l'on puisse obligatoirement établir une relation de cause à effet). Pour plus d'un cinquième d'entre eux, la maladie virale obstructive est bien la première manifestation de la maladie asthmatique. Et plutôt que d'attendre le troisième épisode pour affirmer le diagnostic, il est plus judicieux de prendre en compte cette probabilité dès le premier accès, pour envisager, sans dramatiser, les mesures préventives susceptibles de réduire le risque de pérennisation de la maladie.

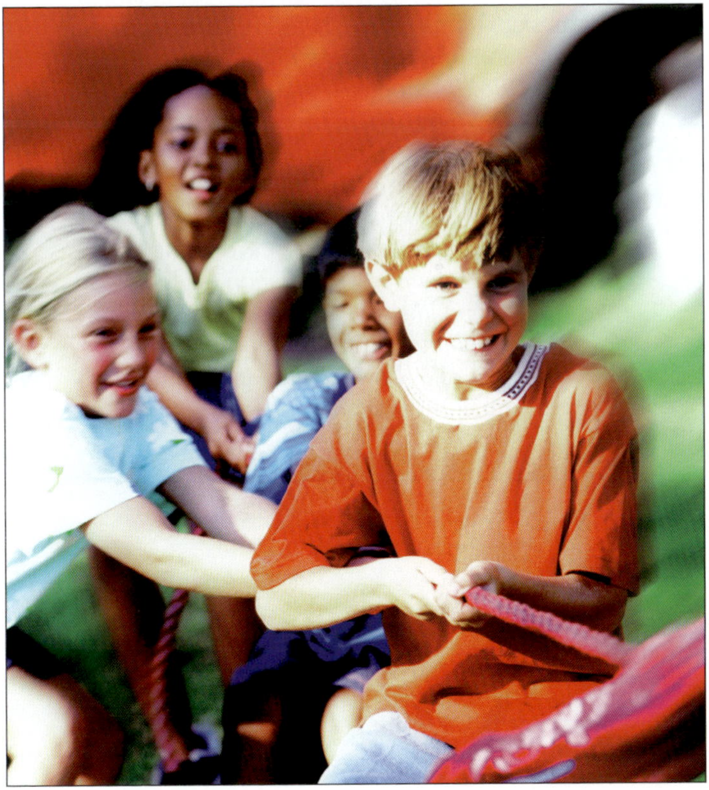

Bronchiolite et bronchite sifflante *sont des bronchopathies obstructive. Elles, sont à distinguer de la rhinopharyngite et de la bronchite non obstructive (encombrement ORL, toux grasse sans dyspnée, ni sibilant, ni wheezing). Elles partagent une séméiologie commune: 24 à 72 heures après une rhinopharyngite avec rhinorrhée claire, une toux se déclare, rapidement accompagnée d'une dyspnée de gravité variable à prédominance expiratoire et d'une surdistension thoracique. La fréquence respiratoire atteint ou dépasse 60 par minute.*

Dans la bronchite sifflante, souvent dite bronchite asthmatiforme *(atteinte préférentielle sinon exclusive des voies aériennes de gros calibre), le wheezing est d'emblée au premier plan, bruyant. La toux est rapidement grasse et productive. L'auscultation est riche en râles sibilants, expiratoires ou aux deux temps. Les râles crépitants et sous-crépitants sont discrets voire absents.*

La bronchiolite *stricto sensu (atteinte prédominante des voies aériennes de petit calibre ou bronchioles) ne siffle pas (au moins au début de la maladie). Le wheezing est accessoir(intermitent ou absent, en particulier au début). La toux est d'abord sèche, quinteuse; elle ne devient grasse qu'après 2 à 3 jours. L'auscultation est riche en râles sous-crépitants plus ou moins associés à des râles crépitants (traduisant une participation alvéolaire). Les râles bronchiques et sibilants n'apparaissent qu'après quelques jours.*

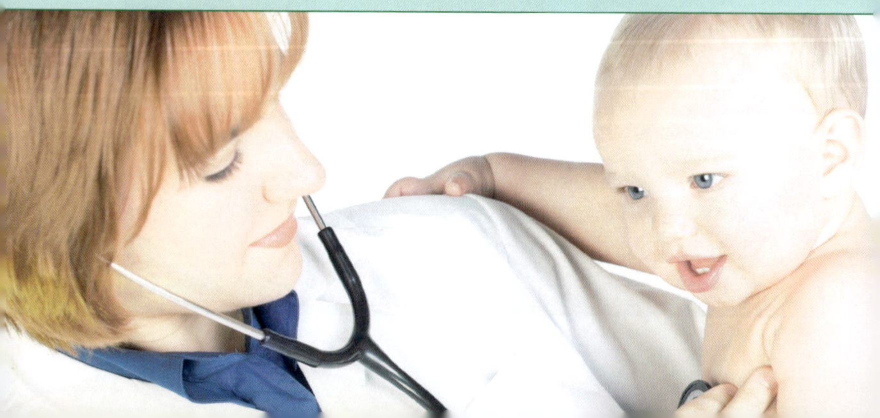

Pourquoi certains nourrissons sont-ils sujets aux bronchiolites ou aux bronchites sifflantes ?

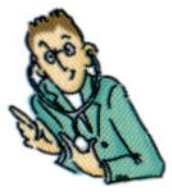

Le risque de bronchiolite est sans doute plus important chez certains nourrissons dont les poumons et les bronches ont une taille inférieure à la moyenne de celles des enfants du même âge. Cette particularité anatomique peut être constitutionnelle. Elle est plus fréquente chez les garçons que les filles. Elle est favorisée par le tabagisme maternel au cours de la grossesse. **Chez ces enfants, l'hyperréactivité bronchique est liée à un facteur mécanique** (le calibre particulièrement réduit des bronchioles)**. L'importance de ce facteur tend à diminuer au cours de la croissance**, ce qui peut expliquer un risque de pérennisation de l'asthme au-delà des premières années finalement minime.

En revanche, l'apparition d'une bronchite sifflante lors d'une infection virale serait, elle, favorisée par un « **terrain atopique** » (eczéma personnel, antécédents familiaux d'eczéma, de rhinite ou d'asthme allergique, sensibilisation documentée) et, indépendamment de l'atopie, par les antécédents d'asthme, maternel en particulier. Ce même terrain rend également compte du risque accru de récidive des crises et de pérennisation de la maladie asthmatique chez un nourrisson qui a présenté un premier épisode de bronchite sifflante.

D'autres facteurs, constitutionnels ou environnementaux, augmentent encore le risque d'asthme persistant : les antécédents de prématurité, de pathologie respiratoire néonatale, de dysplasie broncho-pulmonaire (maladie de l'ancien prématuré traité pour détresse respiratoire néonatale par maladie des membranes hyalines), le tabagisme passif et les viroses respiratoires répétées des collectivités d'enfants (qui entretiennent l'inflammation bronchique), l'environnement allergénique (qui favorise la sensibilisation progressive puis l'éclosion de la maladie allergique).

Le rôle protecteur de l'allaitement maternel, de toute façon conseillé autant que possible pour de nombreuses autres raisons, est ici discuté.

Les manifestations de l'asthme « établi » chez le nourrisson

La forme la plus fréquente de l'asthme avéré est faite de bronchites sifflantes répétées, mais d'autres tableaux (bébé siffleur, toux chronique) ne sont pas rares.

Les bronchites sifflantes (bien plus que les bronchiolites) **se répètent** et sont initialement déclenchées par des facteurs plus souvent non spécifiques (infectieux) qu'allergéniques. La sensibilisation, puis l'allergie, sont de mauvais pronostic pour le long terme. Plus ou moins typiques, elles sont bien des « crises d'asthme » à chaque fois réversibles, évoluant sur quelques jours. Certaines peuvent être graves, la détresse respiratoire nécessitant l'hospitalisation. Les périodes inter critiques, en particulier estivales, sont libres de tout symptôme clinique ou radiologique. Au fur et à mesure de l'évolution de la maladie, la part du spasme musculaire lisse dans l'obstruction bronchique s'affirme. Les accès sont plus francs et les bronchodilatateurs plus efficaces.

La forme « bébé siffleur » (happy wheezer) est très particulière. À l'occasion d'une bronchiolite ou d'une bronchite sifflante, les symptômes s'installent, plus bruyants que véritablement gênants. L'expiration est poussée, sifflante et grésillante, alors que l'augmentation de la fréquence respiratoire et la distension thoracique sont modérées. Les symptômes s'exacerbent lors de l'agitation, des pleurs, du fou rire ou de l'alimentation pour pratiquement disparaître au calme et au cours du sommeil. D'une semaine ou d'un mois à l'autre, les symptômes fluctuent, s'aggravant lors des infections virales ou des variations des conditions météorologiques.

Les répercussions sont minimes sur l'éveil, l'appétit, le développement staturopondéral et psychomoteur (d'où l'expression « bébé siffleur heureux » des anglo-saxons). Des exacerbations aiguës (bronchites sifflantes) sont possibles. Ce tableau évolue sur plusieurs semaines, souvent jusqu'au début de l'été. La rémission estivale peut être définitive. Dans 10 à 20 % des cas, l'asthme persiste et prend alors l'aspect plus classique des crises répétées.

Enfin, il existe des **formes hypersécrétantes**. Les bronchites, peu sifflantes, se répètent à un rythme variable. L'expectoration est muqueuse, filante, transparente. Dans d'autres cas, les signes se résument à une **toux sèche, spasmodique**, parfois sibilante, apparaissant par épisodes, plus rarement véritablement chronique. Les crises d'asthme intercurrentes, lorsqu'elles existent, orientent fortement le diagnostic.

Et si ce n'était pas de l'asthme ?

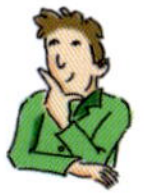

Dans toutes ces situations, l'hypothèse d'asthme est de loin la plus probable. Il convient néanmoins, lors de chaque accès et tout au long de l'évolution, de se poser la question de la compatibilité entre les symptômes et le diagnostic porté.

Certaines caractéristiques cliniques ou radiologiques peuvent remettre en cause le diagnostic d'asthme ou au moins celui d'asthme isolé. **Différentes pathologies sont susceptibles de produire des symptômes voisins** (l'inhalation d'un corps étranger par exemple), de favoriser ou aggraver l'inflammation et l'obstruction bronchique. **Ces maladies sont beaucoup plus rares que l'asthme.** Leurs conséquences et leur pronostic sont différents. Elles relèvent de mesures thérapeutiques spécifiques.

Un certain nombre de symptômes ne sont pas habituels dans l'asthme à cet âge de la vie. C'est le cas par exemple du ralentissement de la croissance staturopondérale (taille et poids), de l'hippocratisme digital (déformation des ongles qui deviennent bombés, en verre de montre), de la distension permanente du thorax, de l'évolution véritablement chronique des symptômes (sans intervalle libre, en particulier pendant la période estivale), de l'obstruction bronchique d'emblée irréversible, des anomalies localisées récurrentes à l'examen clinique ou radiologique, des crachats franchement purulents, d'une respiration bruyante à l'inspiration en dehors des accès... De la même manière, les troubles digestifs et les infections suppurées ORL ou cutanées n'appartiennent pas à l'asthme. Il revient alors au médecin d'envisager des examens complémentaires ou d'orienter le patient vers un spécialiste pédiatre pneumologue.

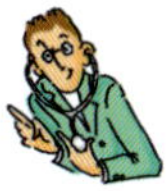

La pathologie ORL inflammatoire (non suppurée) est fréquemment associée à l'asthme. La muqueuse rhinopharyngée (du nez et de la gorge) partage souvent l'hyperréactivité de la muqueuse bronchique. Responsable de toux, notamment le soir au coucher, elle nécessite un traitement spécifique, en plus de celui de la maladie asthmatique.

LES AUTRES DIAGNOSTICS À ENVISAGER

Lors de chaque épisode *(surtout entre 1 et 3 ans) :*
Inhalation d'un corps étranger.
L'accès de suffocation lors de la fausse route peut manquer.

Au cours de l 'évolution *:*
Une question doit régulièrement être posée : « la séméiologie reste-t-elle compatible avec le diagnostic d 'asthme ? » Certaines affections congénitales peuvent en effet se révéler tardivement et des associations pathologiques sont toujours possibles.

Pathologie générale :

- *Mucoviscidose (cette affection se manifeste par des troubles digestifs, des difficultés de croissance, une toux chronique, des expectorations purulentes, des anomalies radiologiques persistantes).*
- *Déficit de l'immunité (il peut se manifester par des infections particulières, bronchopulmonaires et extrapulmonaires).*

Pathologie locorégionale :

- *Larynx et trachée :*

Malformation.
Sténose acquise, compression par une artère de trajet anormal, un ganglion, une tumeur…
(Toutes ces affections se traduisent par une dyspnée inspiratoire et une inspiration bruyante).

• Bronches et poumons :
Dilatations bronchiques localisées (elles peuvent être des séquelles d'infections virales ou d'un corps étranger méconnu).
Malformations bronchiques ou pulmonaires.
Dyskinésie ciliaire (anomalies des cils qui tapissent les voies respiratoires).
• Cardiopathie :
Communication inter auriculaire (passage anormal de sang entre les oreillettes du coeur).
L'auscultation cardiaque anormale ou les signes de augmentation de volume du coeur sur la radiographie orientent vers ce diagnostic.
• Troubles digestifs :
Reflux gastro-œsophagien (chez les asthmatiques, l'irritation œsophagienne consécutive au reflux peut déclencher ou aggraver les crises par réflexe vagal. Plus rarement, l'inhalation pendant le sommeil du contenu gastrique remonté jusqu'à l'oropharynx entretient l'inflammation bronchique ; ce deuxième mécanisme est plus grave que le premier).
Fistule aérodigestive (communication anormale entre les voies digestives et aériennes).
Troubles de déglutition.
• Pathologie ORL :
Hypertrophie des formations lymphoïdes (amygdales et végétations)
Le foyer infectieux peut participer à l'entretien de l'inflammation bronchique.

L'asthme de l'enfant et de l'adolescent

Chez l'enfant et l'adolescent, **les crises d'asthme deviennent plus franches**. Mais chez eux non plus, il ne faut pas négliger les « équivalents mineurs ». Les crises franches, caractéristiques, ne se voient guère avant l'âge de 2 ou 3 ans. Elles peuvent apparaître tard dans l'enfance, mais très souvent, elles s'installent dans la continuité d'un asthme du nourrisson. Globalement, dans plus de 80 % des cas, l'asthme débute avant l'âge de 5 ans.

La crise d'asthme

La crise est fréquemment précédée de signes annonciateurs ou « prodromes », parfois directement liés au facteur déclenchant. Ces symptômes, variables d'un enfant à l'autre, sont assez stéréotypés chez un même asthmatique. Ainsi, des éternuements, un rhume avec écoulement nasal aqueux, des picotements oculaires, une toux, des troubles du comportement avec irritation, énervement, ou encore des douleurs abdominales peuvent précéder la crise de quelques heures, parfois d'un jour ou deux. Ces prodromes, à rechercher attentivement, sont très utiles pour démarrer le traitement, qui très précoce peut empêcher le déroulement de la crise.

En l'absence de mesure adaptée, la toux, sèche, se précise. Minime ou quinteuse, pénible ou douloureuse, elle devient rapidement sifflante. La dyspnée (gêne respiratoire) s'installe en quelques minutes, plus rarement en quelques heures, souvent le soir ou la nuit (à moins qu'un facteur déclenchant particulier ne joue un rôle déterminant). Le wheezing et les sibilants, parfois présents aux deux temps, prédominent à l'expiration. Chez le grand enfant, le rythme respiratoire est ralenti. L'expiration est lente et prolongée. Chez le plus petit, au contraire, le rythme s'accélère.

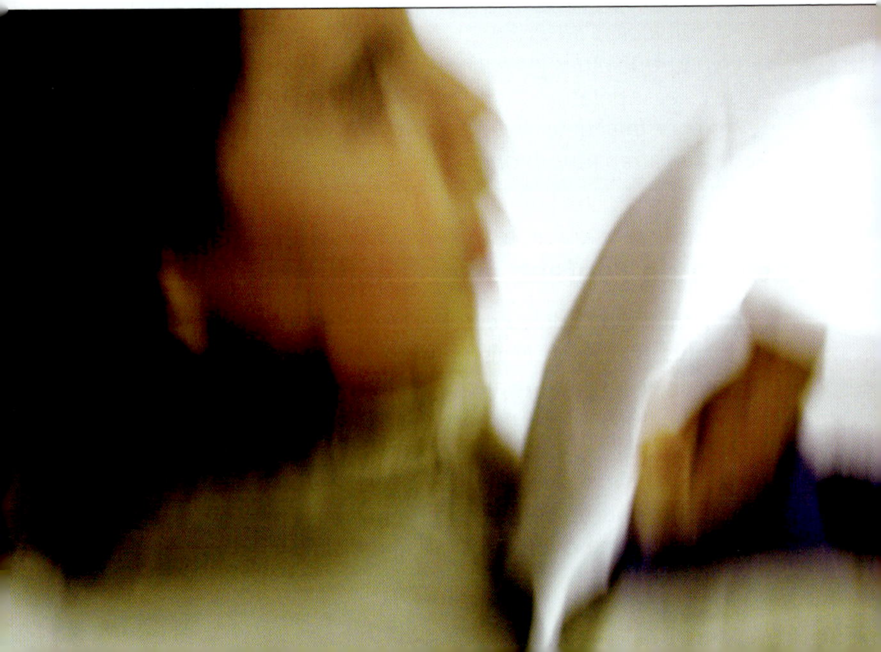

Dans tous les cas, l'air peine à sortir du thorax distendu. L'angoisse et la soif d'air déclenchent l'inspiration avant que le poumon ne se soit totalement vidé. Dès que l'âge le permet, l'enfant s'assied, les bras tendus appuyés sur les cuisses ou sur le bord du lit, la tête rentrée dans les épaules projetées en avant. Il refuse la position allongée. Les territoires sus et sous claviculaires se creusent. La cyanose (coloration bleutée) des lèvres et des extrémités des membres est un signe de gravité. Le regard est angoissé. Une petite fièvre est possible, même en l'absence de surinfection.

Sans traitement, l'acmé (le maximum des symptômes) est atteinte en quelques dizaines de minutes. Puis, l'essoufflement diminue, la toux devient grasse et productive. Elle ramène une expectoration perlée, filante, muqueuse et transparente. Elle peut entraîner des vomissements. L'ensemble des symptômes disparaît en 3 ou 4 jours. Au début de l'évolution, la situation se normalise totalement, en dehors de l'asthme induit par l'exercice, extrêmement fréquent.

La gravité de la crise est variable

Dans la **crise légère**, la sensation de dyspnée et le tirage sont minimes. L'activité est à peine diminuée. La respiration reste ample, le wheezing et les sibilants expiratoires sont bruyants. Les bronchodilatateurs sont rapidement efficaces, généralement en moins d'une heure.

La **crise** est dite **modérée** lorsque la dyspnée, significative au repos, gène la parole et ralentit l'activité physique. Il n'y a pas de cyanose, mais l'enfant, souvent pâle, est toujours angoissé. Assis ou debout, penché en avant, il recherche la meilleure position pour respirer. Le thorax est distendu et le tirage est net. Le wheezing, souvent aux deux temps, inspiratoire et expiratoire, masque les sibilants. La réponse de la dyspnée aux bronchodilatateurs, moins immédiatement spectaculaire, est fluctuante. Son évolution se fait sur quelques heures. Une toux grasse et des râles bronchiques persistent souvent plusieurs jours. La réapparition de la dyspnée est fréquente si le traitement n'est pas suffisamment prolongé. On parle alors « d' attaque d'asthme ».

La **crise** est **grave** quelle que soit l'importance des signes lorsque ceux-ci ne répondent pas aux traitements habituels dans les délais habituels. Elle est grave d'emblée lorsque la sensation de dyspnée est extrême, interdisant toute activité physique, voire la parole.

Une « évolution péjorative » **état de mal asthmatique** doit être particulièrement redoutée dans certaines circonstances : antécédents d'hospitalisations pour crise (surtout récents) ; répétition des crises au cours des semaines précédentes ; asthme nécessitant un traitement corticoïde par voie orale, ou patient récemment sevré d'une corticothérapie prolongée par voie générale ; asthme instable, avec de grandes variations (supérieures à 30 %) des paramètres fonctionnels (débit de pointe) au cours de la journée ; mauvaise observance thérapeutique, en particulier chez l'adolescent… La crise grave est souvent favorisée (sinon totalement déclenchée) par une infection virale.

Le thorax est distendu, peu mobile. Le tirage, paradoxalement réduit, est remplacé par un balancement thoraco-abdominal. Les lèvres et les extrémités sont cyanosées. Les bronchodilatateurs sont inefficaces. La situation est préoccupante, extrêmement urgente lorsque la cyanose généralisée s'associe à des sueurs diffuses et des troubles de la conscience.

L'accès peut être brutalement dramatique s'il se complique de pneumothorax ou de pneumomédiastin. La mort brutale peut survenir dans les asthmes graves à crises fréquentes et violentes mais aussi dans des asthmes apparemment moins graves insuffisamment traités.

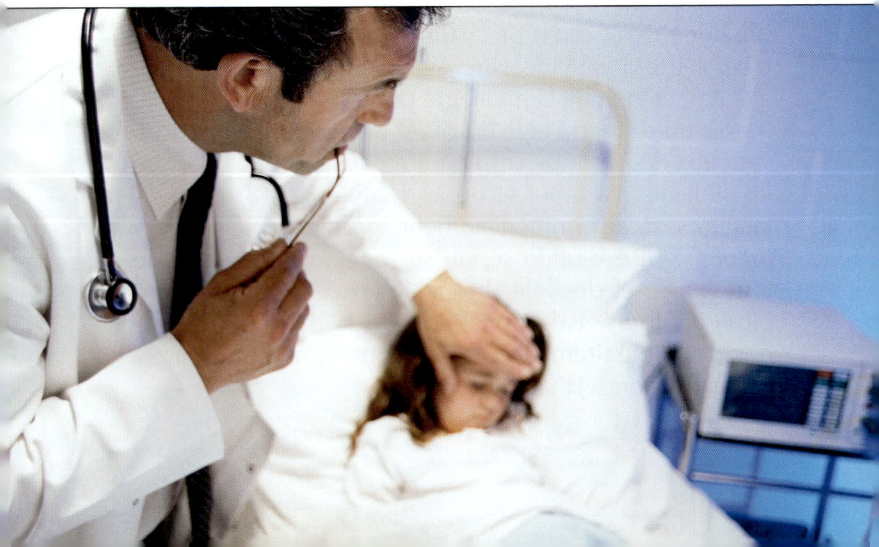

Les autres manifestations de l'asthme chez l'enfant et l'adolescent

Des **manifestations moins caractéristiques sont parfois la seule traduction de la maladie** ou bien alternent avec les crises plus typiques.

Les accès sont souvent des **épisodes prolongés** (plusieurs jours) avec des symptômes fluctuants (les recrudescences sont alors préférentiellement nocturnes), en particulier chez le jeune enfant (œdème et hypersécrétion l'emportent sur le bronchospasme) ou en cas de surinfection. Il existe une **forme humide**, peu dyspnéisante, peu sibilante (toux grasse, « bronchitique »), même chez le grand enfant. Avec un traitement approprié, ces accès restent initialement réversibles.

Les **équivalents dits mineurs**, qui témoignent pourtant bien de la même maladie asthmatique, sont souvent négligés : toux chronique, initialement sèche, parfois secondairement humide, qui prédomine en deuxième partie de nuit ou se déclenche à l'exercice, à l'agitation, au passage du chaud au froid ou encore lors de l'exposition à la fumée de tabac. Cette toux résiste aux traitements symptomatiques non spécifiques. L'auscultation ou l'interrogatoire lui trouvent souvent un caractère « sifflant ».

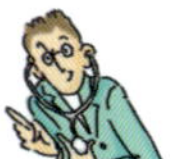

Les intrications sont très fréquentes. L'infection, virale en particulier, est d'autant plus présente que l'enfant est jeune. La surinfection bactérienne n'est pas rare à la « phase humide », en cas de mauvais drainage. Elle transforme la crise en épisode (fébrile) prolongé et peut jouer un rôle dans l'évolution (progressive) vers l'irréversibilité du trouble ventilatoire (bronchopathie chronique obstructive) ou dans l'auto-entretien des manifestations obstructives. Les foyers infectieux ORL chroniques sont à dépister, car susceptibles de participer à l'état inflammatoire.

Les crises, caractéristiques ou non, peuvent s'associer à des manifestations de l'atopie ou alterner avec elles : rhinite spasmodique, conjonctivite, eczéma.

RECONNAÎTRE UNE CRISE GRAVE

On considère qu'une crise d'asthme est grave dans les cas suivants :

***quels que soient les signes** :*
- *absence de réponse aux traitements habituels dans les délais habituels ;*

***d'emblée (dyspnée extrême)** :*
- *dyspnée (gêne respiratoire) qui impose l'arrêt de toutes les activités ; le patient est assis, penché en avant, angoissé, agité ;*
- *polypnée (accéleration de la fréquence respiratoire à plus de 40/minutes avant 5 ans, plus de 30/minutes après 5 ans), ou au contraire bradypnée (respiration très lente) extrême chez les enfants plus grands ; la parole est hachée, limitée à quelques mots ;*
- *cyanose ;*
- *distension du thorax, peu mobile ; auscultation lointaine ou silencieuse ;*
- *tirage important ou paradoxalement réduit ;*
- *tachycardie (accélération du pouls) ;*
- *inefficacité des bronchodilatateurs ;*

***extrême gravité** en cas de :*
- *cyanose généralisée, sueurs diffuses, troubles de conscience.*

L'APPARITION D'UNE CRISE GRAVE EST PARTICULIÈREMENT À REDOUTER:

- *en cas d'hospitalisation récente pour crise d'asthme ;*
- *lorsque les crises se sont répétées au cours des semaines précédentes ;*
- *en cas d'asthme corticodépendant (nécessitant des corticoïdes par voie orale en permanence) ou patient récemment sevré de corticoïdes par voie générale ;*
- *lorsque l'asthme est instable ;*
- *en cas de mauvaise observance thérapeutique (adolescent)…*

Les facteurs déclechants

Les facteurs déclenchants potentiels sont multiples. Chez les asthmatiques de 10 ans ou plus, un facteur allergique intervient dans plus de 80 % des cas. Mais, le rôle d'un **allergène inhalé** ne peut être définitivement affirmé que lorsque les contacts expliquent les manifestations cliniques. C'est pourquoi la recherche de l'unité de temps et de lieu est très importante. L'enquête est souvent plus difficile lorsque les allergènes sont multiples ou d'origine alimentaires (additifs). De plus, l'absence de relation immédiate entre un contact particulier et les manifestations cliniques n'exclut pas une action délétère de l'allergène qui, en dehors des crises, peut participer à l'entretien de l'inflammation.

Dans tous les cas, l'intervention de **facteurs non spécifiques** (infection, tabagisme actif ou passif, diverses pollutions, variations des conditions météorologiques, exercice physique, voire émotions ou anxiété) complique l'identification des causes. Les problèmes psycho-affectifs ont une part indiscutable (parfois prépondérante) dans le déclenchement et l'évolution des accès. Initialement conséquence d'une crise, ils peuvent par la suite en devenir la cause.

Mais le facteur principal est souvent la **mauvaise observance thérapeutique**. Et devant chaque manifestation aiguë, le traitement de fond doit être reconsidéré.

L'asthme induit par l'exercice est connu de longue date. Il peut en effet se traduire par une véritable crise d'asthme ou seulement une toux sifflante, un wheezing isolé ou par de simples modifications des paramètres fonctionnels respiratoires. Dans tous les cas, sa particularité est d'être déclenché par l'exercice.

En fait, une gêne anormale lors de l'exercice physique chez un enfant asthmatique peut relever de trois grandes causes :

- **1 : *l'obstruction bronchique fixée, qui persiste en dehors des crises.***

Celle-ci est facilement dépistée par l'exploration fonctionnelle respiratoire de repos. Chez l'asthmatique dont le trouble ventilatoire est bien réversible, lorsque l'asthme induit par l'exercice est prévenu, la capacité physique est normale, comparable à celle des témoins. L'obstruction doit être importante pour créer un handicap significatif

(VEMS ou volume expiratoire maximal par seconde) inférieur à 60, voire 50 % de la valeur attendue). C'est seulement dans cette situation que l'exercice maximal peut entraîner une désaturation significative ou une hypoventilation alvéolaire et des signes de mauvaise tolérance cardio-vasculaire.

- **2 : *l'asthme induit par l'exercice.***

  Celui-ci peut être mis en évidence en laboratoire grâce à une épreuve d'exercice qui permet l'étude de la fonction respiratoire avant et 5, 10 et 15 minutes après un effort physique (course libre ou sur tapis roulant) suffisant pour amener la fréquence cardiaque au-delà de 160 battements par minute. Les conditions environnementales du laboratoire n'étant pas obligatoirement celles de la vie courante (température et humidité), le test n'est pas toujours suffisant. L'évaluation peut être faite sur le terrain en demandant aux parents ou à l'entraîneur de rechercher les sibilants lorsque les difficultés apparaissent. On peut aussi utiliser le débitmètre de pointe. Si, lorsque l'enfant se dit anormalement essoufflé, le débit maximale d'air chassé des poumons est significativement inférieur à celui mesuré avant l'exercice, le diagnostic d'asthme induit par l'exercice peut être retenu. Si la différence n'est pas significative, la gêne anormale ne peut être rattachée à l'asthme induit par l'exercice.

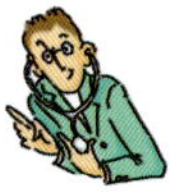

- **3 : *une capacité physique insuffisante eu égard à l'exercice réalisé.***

  Cette incapacité peut être constitutionnelle (tout le monde ne peut être champion olympique), liée à un défaut d'entraînement (éventuellement favorisé par des dispenses de sport abusives) ou à une autolimitation (pour éviter l'apparition de l'asthme induit par l'exercice). Une évaluation objective peut être faite par une épreuve d'exercice sur bicyclette ergométrique afin de mesurer la puissance maximale aérobie et la consommation maximale d'oxygène. Ce test permet de vérifier parallèlement qu'à l'arrêt de l'exercice par épuisement, il n'existe aucun symptôme cardiorespiratoire susceptible de mettre en danger la santé de l'enfant. Dans cette hypothèse, les activités sportives sont autorisées sans limitation, compétition comprise (en dehors des sports comportant des risques propres).

L'ASTHME INDUIT PAR L'EXERCICE

Le facteur déclenchant est la perte de chaleur et d'eau au niveau des voies aériennes du fait de l'hyperventilation liée à l'effort.

Dans sa forme la plus caractéristique, la crise d'asthme induite par l'exercice fait suite à un exercice bref de 6 à 8 minutes. L'effet est maximum lorsque la puissance développée dépasse les 2/3 de la puissance maximale aérobie, ce qui correspond à une fréquence cardiaque de 160 à 170 battements par minute. La dyspnée expiratoire sifflante atteint son acmé en 5 à 10 minutes pour disparaître spontanément en moins d'une heure. Elle est plus rapidement réversible avec un traitement bronchodilatateur (bêta-2-mimétiques). Mais, en l'absence de traitement, elle peut durer plusieurs heures.

L'obstruction bronchique survient parfois au cours même de l'exercice si celui-ci se prolonge. Suffisante, elle impose un arrêt de l'activité en cours. De moindre importance, elle peut s'estomper, voire disparaître au cours de l'exercice. On dit que « l'enfant passe à travers son asthme ». Dans les deux cas, l'asthme induit par l'exercice représente un facteur qui limite la capacité physique et qui ne peut être dépisté par l'exploration fonctionnelle respiratoire de repos.

Après la crise, survient une période réfractaire pendant laquelle l'effort physique peut être reproduit sans déclencher un nouveau bronchospasme. Des activités intenses et brèves, entrecoupées de périodes de repos (par exemple 8 à 10 sprints d'une dizaine de secondes séparés par une minute de marche lente), peuvent induire cette période réfractaire sans déclencher de bronchospasme. Cet échauffement préalable empêche le plus souvent la survenue d'une crise lors d'un exercice ultérieur rapproché, même s'il est intense et prolongé. Il est remarquable à cet égard de noter que les disciplines sportives où

l'activité est intermittente (foot, basket) sont relativement moins « spasmogènes » que la course d'endurance par exemple.
Enfin, le bronchospasme, élément dominant de l'obstruction bronchique dans ce type de crise, peut être prévenu dans la majorité des cas par l'inhalation préalable d'un bronchodilatateur – bêta 2 mimétique.

Évaluer la gravité de l'asthme

L'appréciation de la gravité de la maladie asthmatique est un élément important dans la décision thérapeutique. Elle doit tenir compte à la fois de la violence et de la fréquence des accès, mais aussi des circonstances d'apparition et du degré de réversibilité clinique, radiologique et fonctionnelle.

Certains asthmes, malgré la rareté et la relative bénignité des accès paroxystiques, sont graves par l'importance ou la progression du trouble ventilatoire obstructif intercritique. D'autres, complètement réversibles, sont préoccupants par le caractère redoutable des accès, même si ces derniers sont rares.

L'asthme est dit bénin (épisodique, peu fréquent) lorsque les crises, bénignes, simples épisodes de toux ou de weezing, sont rapidement résolues grâce à un bronchodilatateur utilisé moins de 3 à 4 fois par an. Il n'esxiste dans ce cas aucune anomalie entre les crises.

L'asthme est modéré (épisodique ou fréquent) lorsque les crises, peu graves, surviennent en moyenne une fois par mois. Il peut persister une sémeiologie intercritique bénigne et intermittente (accès de toux, la nuit, lors de l'agitation, de l'exercice, des pleurs ou du fou de rire ou aux changements de temps).

L'asthme est grave (persistant) lorsque les crises, fréquentes (plus d'une fois par mois), nécessitent le plus souvent les recours à une corticothérapie par voie générale et/ou lorsque persistent des signes entre les crises (râles sibilants, déformation thoracique progressive en surdistension...).

Les examens complémentaires

Comme chez le nourrisson, le diagnostic d'asthme est essentiellement clinique. Les examens complémentaires indispensables sont, chez tous les enfants, la **radiographie thoracique (pulmonaire)** effectuée dans les conditions précisées ci-dessous, et, à partir de 5-6 ans, **l'exploration de la fonction respiratoire**.

La radiographie thoracique

Lors de la crise, la radiographie thoracique confirme la surdistension. Elle montre parfois des opacités traduisant l'obstruction complète des bronches en divers territoires. Elle s'impose lors d'une première crise car elle est indispensable pour porter certains diagnostics différentiels. Elle ne se justifie ensuite qu'en présence de signes cliniques particuliers, de crise grave ou d'évolution anormale pour rechercher une complication. On l'effectue également de façon périodique pour vérifier la normalité des bronches à distance des accès.

Cette radiographie peut être réalisée aussi bien dans un cabinet de radiologie en ville qu'à l'hôpital.

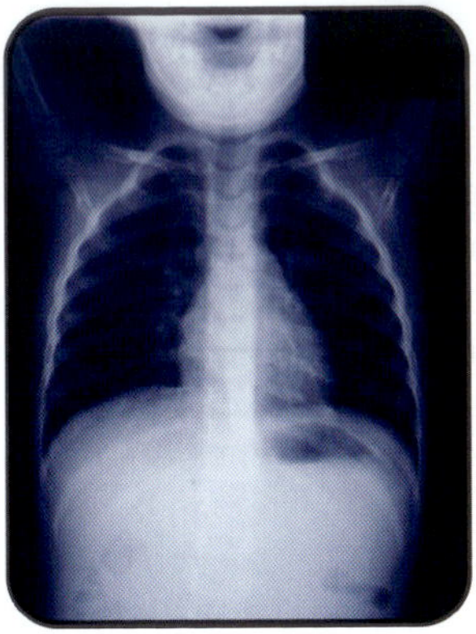

Radiographie thoracique

L'exploration fonctionnelle respiratoire

Chez l'enfant, on peut réaliser des **tests spirométriques** (spirométrie conventionnelle ou courbe débit – volume) à partir de 5 ou 6 ans. Ces techniques permettent de mesurer les différents volumes gazeux contenus dans les poumons ainsi que les débits aériens au cours d'une expiration forcée.

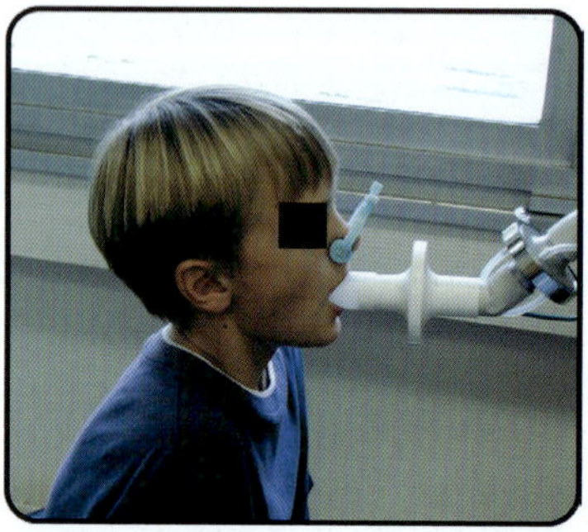

Exploration fonctionnelle respiratoire

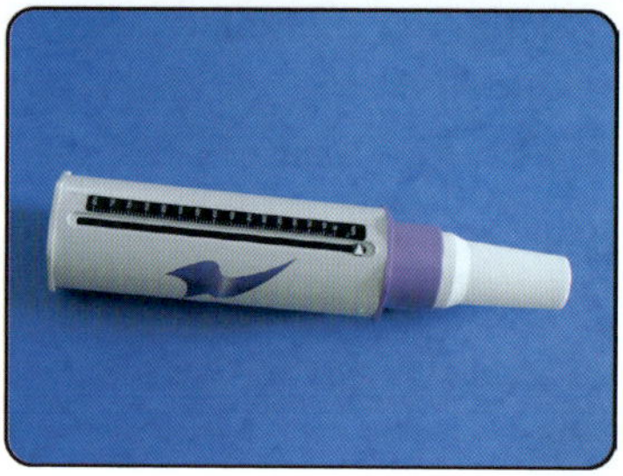

Débitmètre

Chez les plus jeunes, les techniques disponibles sont de mise en œuvre plus complexe. Elles évaluent les **résistances opposées à l'écoulement de l'air** dans les voies aériennes. Il est plus facile d'en mesurer les modifications sous l'influence des médicaments bronchodilatateurs ou des agents pharmacologiques bronchoconstricteurs (et de diagnostiquer ainsi l'hyperréactivité bronchique) que d'en affirmer la normalité (ou l'anormalité) chez un enfant donné. Les variations interindividuelles sont en effet très importantes dans la population témoin. En pratique clinique, ces examens ne sont pas indispensables. Chez le nourrisson et le petit enfant, quand le comportement, les examens cliniques et radiologiques sont normaux, le risque de méconnaître un trouble ventilatoire latent est négligeable, contrairement à ce qui se passe ultérieurement.

Quel que soit l'âge, la mesure de la saturation transcutanée permet de vérifier la qualité de l'oxygénation du sang.

Pendant une crise, l'exploration fonctionnelle n'est pas très utile en dehors de la mesure de la saturation transcutanée et/ou de la gazométrie sanguine. Lors des accès les plus graves, ces examens permettent non seulement de préciser l'existence et la gravité de l'insuffisance respiratoire mais encore d'adapter l'oxygénothérapie. Plus rarement, la mesure ambulatoire du débit de pointe peut être utile dans l'estimation objective de la réalité et de la gravité de l'accès (dépistage de l'asthme induit par l'exercice notamment).

LES GAZ DU SANG

La mesure directe des « gaz du sang » ou gazométrie n'est pas systématique chez l'enfant asthmatique. Les mesures de la pression de l'oxygène et du gaz carbonique dissous s'effectuent sur sang artériel (prélevé par ponction directe d'une artère) ou sur sang capillaire artérialisé (prélevé au niveau du doigt ou du lobule de l'oreille préalablement chauffés pour augmenter la circulation). Ces techniques, réalisées en milieu hospitalier, concernent essentiellement les crises graves.

D'ordinaire, on analyse la saturation en oxygène de l'hémoglobine à travers la peau à l'aide d'une électrode spéciale posée sur le doigt ou sur l'oreille (SaO_2 transcutanée). La mesure de la SaO_2 n'est pas du tout invasive. Elle peut être enregistrée en continu dans différentes circonstances de la vie (exercice physique, sommeil…).

L'insuffisance respiratoire se traduit par la diminution de la pression de l'oxygène dissout dans le sang artériel ou capillaire artérialisé et par une diminution de la saturation transcutanée.

En dehors des crises, l'éxploration fonctionnelle apprécie le degré de réversibilité du trouble ventilatoire obstructif. Un contrôle régulier est indispensable pour une bonne adaptation du traitement. Le rythme, au moins annuel, est à moduler en fonction de l'évolution. La réversibilité est obligatoirement large au début. Une aggravation des anomalies fonctionnelles respiratoires peut amener une révision du traitement de fond.

Les fluctuations, dans une même journée ou d'un jour à l'autre, peuvent être authentifiées par la mesure régulière du débit de pointe. Cette technique permet parfois de prévoir l'apparition d'une crise et d'en empêcher le développement par un traitement préventif.

Dans certaines situations, les **tests de provocation** par des stimulants non spécifiques renseignent sur l'hyperréactivité bronchique. Les tests de provocation par un allergène précis, inhalé ou ingéré, peuvent confirmer le rôle pathogène d'un antigène particulier.

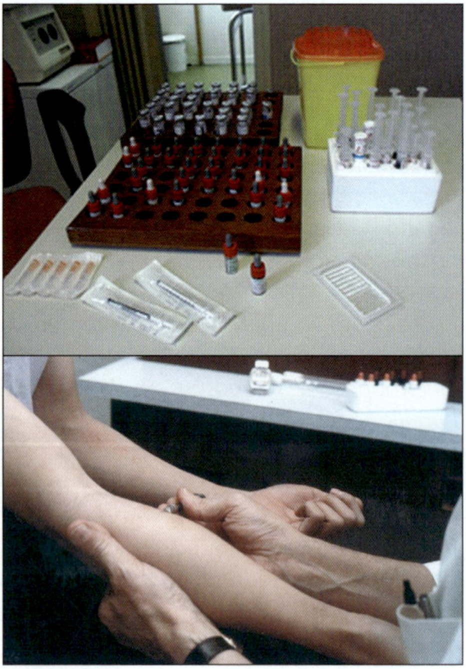

Tests cutanés

Les explorations allergologiques

La biologie (dosage des Immunoglobulines E globales ou spécifiques à différents allergènes) et les tests cutanés indiquent la présence d'un terrain atopique. La positivité des différents tests ne signifie pas obligatoirement qu'un processus allergique (et *a fortiori* un allergène précis) est en cause dans le déclenchement des symptômes respiratoires. Ce ne sont que des tests indirects qui, pour être pris en considération, doivent être en accord avec l'observation clinique et éventuellement avec les tests de provocation.

L'hyperréactivité bronchique *peut être mise en évidence par diverses techniques dans un laboratoire d'explorations fonctionnelles respiratoires. Contrairement à ce qui est observé chez un enfant « normalement réactif », on peut constater chez « l'hyperréactif » :*

- *une amélioration par les médicaments bronchodilatateurs inhalés des paramètres en relation avec le calibre des bronches, ce qui traduit l'existence d'un bronchospasme latent ;*
- *ou bien l'apparition de signes d'obstruction anormalement marqués après inhalation de médicaments bronchoconstricteurs ;*
- *ou encore le déclenchement d'un bronchospasme par un exercice physique.*

2. Comment traiter l'asthme de l'enfant ?

Principes et objectifs du traitement

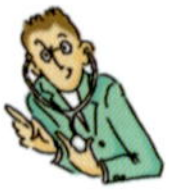

Le traitement n'a pas pour seul objectif la maîtrise des symptômes paroxystiques lors des crises. Nombre d'enfants s'adaptent trop bien à la maladie : en restreignant leurs activités ou leur espace de vie, ils sont capables d'éviter certaines manifestations de leur asthme. **L'objectif est bien de mener une vie aussi normale que possible**, aujourd'hui et dans l'avenir, ce qui implique un développement harmonieux, tant au niveau intellectuel et affectif que physique et fonctionnel respiratoire.

Dans le cas de l'asthme, comme dans toute maladie chronique, **l'éducation des parents et de l'enfant lui-même au fur et à mesure que ce dernier grandit, est un élément important du succès thérapeutique**. La compréhension des mesures proposées (modalités pratiques, mode d'action, indications) est le meilleur garant de l'adhésion au traitement et de sa bonne réalisation technique, aussi longtemps que celui-ci est nécessaire. Certaines négligences doivent être dénoncées. **Un tabagisme passif, même s'il n'est pas intensif, est susceptible de mettre en échec toutes les tentatives thérapeutiques**. Son interruption, obligatoire pour statuer sur l'efficacité ou non des dispositions mises en œuvre, ne garantit pas leur succès. À l'inverse, on ne peut rien attendre des prescriptions « optimales » lorsqu'elles sont trop exigeantes dans un contexte particulier.

L'éducation thérapeutique implique la prise en charge de l'enfant dans son environnement. Mais quelles que soient l'angoisse et les préoccupations familiales, il faut garder constamment à l'esprit que l'enfant malade a son identité propre. Tous, médecins et parents, doivent en permanence travailler, selon des modalités adaptées à l'âge, pour que l'enfant prenne conscience qu'il est bien la personne concernée par la maladie. **Le transfert progressif de la « responsabilité » du traitement, des parents à l'enfant, compris,**

accepté et surveillé par les parents, est essentiel pour éviter que l'application des mesures nécessaires n'aboutisse à un chantage affectif, voire à un conflit permanent.

Le médecin doit se méfier des affirmations péremptoires qui pourraient se révéler caduques et ébranler ainsi la confiance indispensable à une bonne prise en charge. Dans une maladie aussi complexe que l'asthme, impliquant dans ses mécanismes et son évolution des facteurs multiples, il est difficile de garantir que dans tel cas particulier, la suppression, le traitement, voire la guérison de tel élément seront définitivement déterminants. Le raisonnement est d'ordre statistique, cela doit être compris et accepté. Les mesures préconisées diminuent le risque au niveau du groupe, mais sans certitude absolue à l'échelon individuel.

Dans la surveillance du traitement, la tenue d'un cahier journalier où sont scrupuleusement consignés tous les événements susceptibles d'intervention, les résultats de la mesure régulière du débit de pointe et les prises médicamenteuses, est, selon certains médecins, obligatoire. Mais ce point de vue est un idéal et doit être largement adapté. Cette contrainte supplémentaire n'est justifiable que dans les asthmes graves, difficiles à maîtriser et dans les périodes d'instabilité.

L'asthme est une affection complexe, en constante évolution en termes de connaissance et de nouveaux médicaments. La prise en charge correcte d'un enfant asthmatique implique le recours périodique à un pédiatre ayant une formation spécifique et disposant d'un plateau technique suffisant pour des explorations fonctionnelles respiratoires et allergo-logiques adaptées. La prise en charge peut s'effectuer dans des cabinets libéraux comme à l'hôpital, dans le cadre de larges réseaux capables de définir et d'organiser les stratégies thérapeutiques et les modalités de surveillance, en collaboration avec les autres professionnels impliqués.

Le traitement de la crise d'asthme

Le traitement des crises repose sur la prise de bronchodilatateurs, éventuellement sur des corticoïdes administrés par voie générale, le traitement de fond sur les corticoïdes inhalés et la prévention environnementale. Il est capital de comprendre que ces mesures ne sont pas interchangeables.

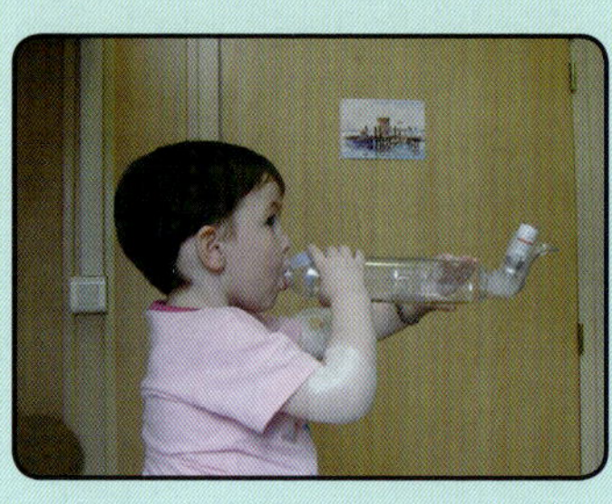

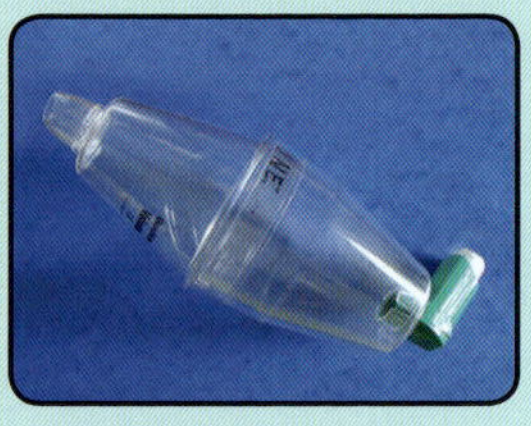

Babyhaler avec masque

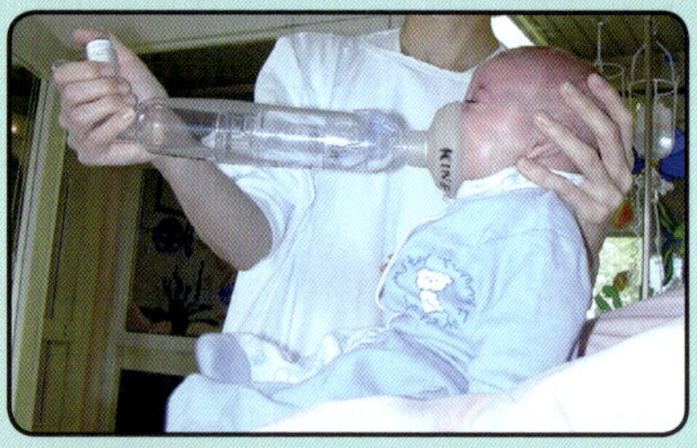

Babyhaler avec masque

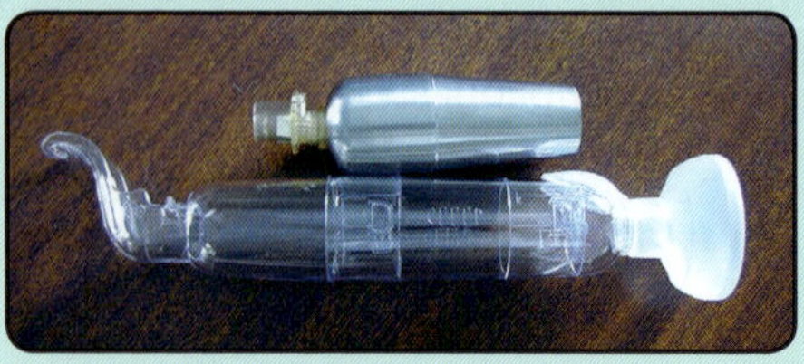

Exemple de chambres

Les bronchodilatateurs d'action immédiate

Le traitement de la crise d'asthme ou de ses équivalents comprend avant tout des **bronchodilatateurs d'action immédiate**. Parmi les trois familles de médicaments disponibles (bêta 2 mimétiques, atropiniques et théophyllines), les bêta 2 mimétiques occupent la place la plus importante. Mais le choix ne dépend pas uniquement de la molécule. La présentation pharmaceutique et le mode d'administration interviennent également.

Les bêta 2 mimétiques inhalés constituent habituellement la meilleure solution. **L'inhalation, délivrant le produit actif en quantité minime directement sur le site d'action, permet une concentration locale maximale, sans passer par des taux sanguins importants**. Elle limite au mieux les effets secondaires. Cela est d'ailleurs valable pour l'ensemble des médicaments inhalés. En pratique, sous réserve de variations individuelles, l'efficacité des différentes molécules (fénotérol, salbutamol, terbutaline et pirbutérol) est équivalente (voir tableau page 56-57).

La présentation en aérosol doseur, souple, rapide et discrète, est la plus pratique. Mais son utilisation implique une parfaite coordination main/poumons que seule une minorité d'enfants maîtrise suffisamment. La chambre d'inhalation permet de surmonter la plupart des problèmes techniques, au prix, il est vrai, d'un encombrement important ce qui est gênant pour une utilisation hors du domicile. Les distributeurs de poudre dont l'inhalation est déclenchée par la simple inspiration sont un substitut pratique, qui permet en outre un contrôle facile des doses administrées.

La posologie recommandée (aérosols doseurs délivrant 100 μg de salbutamol par pression) est, en fonction de la gravité de la crise et de l'expérience propre du patient, une bouffée pour 2 à 4 kilogrammes de poids corporel (jusqu'à 10 bouffées) toutes les 10 à 15 minutes pendant 1 heure 30. Pour les autres produits et présentations, il convient de calculer les équivalences de doses.

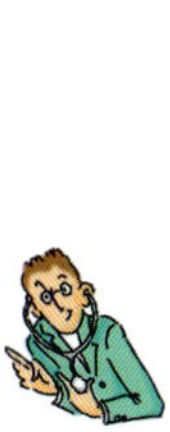

Dans les mêmes indications, les atropiniques inhalés (bromure d'ipratropium – Atrovent® ou d'oxytropium

Bronchodilatateurs (1)			
Bêta 2 stimulants d'action brève			
Suspensions pour inhalation (flacons pressurisés)			
Bricanyl®	Terbutaline	Pulvérisation	250 µg
Maxair Autohaler ®	Bibutérol	Pulvérisation	200 µg
Spréor ®	Salbutamol	Pulvérisation	100 µg
Ventoline ®	Salbutamol	Pulvérisation	100 µg
Poudres pour inhalation			
Asmasal Clickhaler ®	Salbutamol	Dose	90 µg
Bricanyl Turbuhaler ®	Terbutaline	Dose	500 µg
Buventol Easyhaler ®	Salbutamol	Dose	100 µg
Ventodisks ®	Salbutamol	Dose	200 µg
Solutions pour inhalation par nébuliseur			
Bricanyl ®	Terbutaline	Flacon de 2 ml	5 mg / 2 ml
Ventoline ®	Salbutamol	Flacons de 2,5 ml	1,25, 2,5 et 5 mg
		Flacons de 10 ml	5 mg / ml
Voie orale			
Ventoline ® sirop	Salbutamol		2 mg / 5 ml
Voie injectable (solutions injectables ou solutions pour perfusions)			
Bricanyl ®	Terbutaline SC - IV	Ampoules 1 ml	0,5 mg
Salbumol Fort ®	Salbutamol	Ampoule 5 ml	5 mg
Ventoline	Salbutamol	Ampoule 1 ml	0,5 mg
Bêta 2 stimulants d'action prolongée			
Suspensions pour inhalation (flacons pressurisés)			
Sérévent ®	Salmétérol	Pulvérisation	25 µg
Poudres pour inhalation			
Foradil ®	Formotérol	Dose	12 µg
Sérévent Diskus ®	Salmétérol	Dose	50 µg
Voie orale			
Bricanyl LP ®	Terbutaline	Comprimé	5 mg
Oxéol cp ®	Bambutérol	Comprimés	10 et 20 mg

Bronchodilatateurs (2)			
Théophyllines ou dérivés			
Formes orales à libération immédiate			
Dilatrane ®	Théophylline	Sirop	5 mg / ml
Théolair ®	Théophylline	Comprimé sécable	125 mg
Trentadil ®	Bamifylline	Comprimé	300 mg
Formes orales à libération prolongée			
Dilatrane LP ®	Théophylline	Gélules	50, 100, 200, 300 m

Euphylline LA ®	Théophylline	Gélules (microgranules)	50, 100, 200, 300, 400 mg
Tédralan ®	Théophylline	Gélules	200 mg
Théolair LP ®	Théophylline	Comp. sécable	100 et 175 mg
Théostat ®	Théophylline	Comp. sécable	100, 200, 300 mg
Xanthium ®	Théophylline	Gélules	200, 300, 400 mg
Formes injectables (perfusion)			
Aminophylline Renaudin ®	Aminophylline	Ampoule 10 ml	250 mg
Trentadil ®	Bamifylline	Ampoule 5 ml	300 mg
Bronchodilatateurs anticholinergiques			
Suspensions pour inhalation (flacons pressurisés)			
Tersigat	Oxitropium	Pulvérisation	100 µg
Atrovent ®	Ipratropium	Pulvérisation	20 µg
Solutions pour inhalation par nébuliseur			
Atrovent®	Ipratropium	Ampoules 2 ml	0,25 et 0,5 mg
Bronchodilatateurs bêta 2 stimulants et anticholinergiques			
Suspensions pour inhalation (flacons pressurisés)			
Bronchodual ®	Fénotérol	Pulvérisation	50 µg
	Ipratropium		25 µg
Combivent ®	Salbutamol	Pulvérisation	100 µg
		Ipratropium	20 µg
Poudres pour inhalation			
Bronchodual ® poudre	Fénotérol	Dose	100 µg
	Ipratropium		40 µg
ANTI-INFLAMMATOIRES			
Corticoïdes			
Solutions, suspensions pour inhalations			
Béclojet ®	Béclométasone	Pulvérisation	250 µg
Béclone ®	Béclométasone	Pulvérisation	250 µg
Bécotide ®	Béclométasone	Pulvérisation	250 µg
Ecobec ®	Béclométasone	Pulvérisation	50 et 250 µg
Flixotide ®	Fluticazone	Pulvérisation	50, 125 et 250 µg
Nexair ®	Béclométasone	Pulvérisation	100 µg
Prolair Autohaler ®	Béclométasone	Pulvérisation	250 µg
Pulmicort ®	Budésonide	Pulvérisation	100 et 200 µg
Qvar Autohaler ®	Béclométasone	Pulvérisation	100 µg
Spir ®	Béclométasone	Pulvérisation	250 µg
Poudres pour inhalation			
Asmabec Clickhler ®	Béclométasone	Dose	100 et 250 µg
Bemedrex Easyhaler ®	Béclométasone	Dose	200 µg

Flixotid Diskus ®	Fluticazone	Dose	100, 250 et 500 µg
Pulmicort Turbuhaler ®	Budésonide	Dose	100, 200 et 400 µg
Suspensions pour inhalation par nébuliseur			
Pulmicort ®	Budésonide	Ampoules 2 ml	0,5 et 1 mg
Corticoïdes et bronchodilatateurs Bêta 2 stimulants associés			
Suspensions pour inhalations			
Sérétide ®	Fluticasone	Pulvérisation	50 µg, 125, 250
	Salmétérol		25 µg, 25, 25
Poudres pour inhalation			
Sérétide Diskus ®	Fluticasone	Dose	100, 250, 500
	Salmétérol		50 µg, 50, 50
Symbicort Turbuhaler ®	Budésonide	Dose	200 µg
	Formotérol		6 µg
Antileucotriènes			
Singulair ®	Montélukast	Comprimés à croquer	5 et 10 mg

– Tersigat®) ont globalement une activité moindre que celle des bêta 2 mimétiques. En revanche, l'association des deux familles (à tester lorsque l'effet des bêta 2 mimétiques seuls est insuffisant) peut être utile chez certains patients (Bronchodual® ou Combivent®).

Les médicaments administrés par la bouche, qu'il s'agisse de bêta 2 mimétiques ou de théophylline, sont souvent un pis-aller dans ce type de situation et sont à réserver aux patients pour lesquels l'inhalation est totalement impossible.

Les stratégies

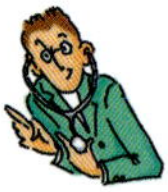

Si la crise cède ou s'améliore en moins d'une heure (ou dans les délais habituels), le rythme d'administration des bronchodilatateurs doit être maintenu pendant les 90 minutes initialement prévues. Puis, le traitement de fond est renforcé pendant 3 à 4 jours (corticoïdes inhalés et bronchodilatateurs-retards). En cas d'échec (absence d'amélioration en une heure ou dans les délais habituels), on recourt aux corticoïdes administrés par voie générale (prednisone – Cortancyl®, prednisolone – Solupred®, méthyl-prednisolone – Solu-Médrol® à une posologie moyenne de 2 mg par kg et par jour en 1 à 2 prises ; pour les autres molécules, il convient de calculer les équivalences) pendant 2 à 4 jours, en poursuivant les autres thérapeutiques selon le schéma précédent. Dans cette situation, il est conseillé de consulter le médecin traitant pour évaluer la gravité, dépister une complication (infection) et éventuellement relever un diagnostic erroné.

En cas d'aggravation ou de crise grave d'emblée, l'hospitalisation s'impose. Le changement d'environnement au sens large (allergénique, caustique, ou psychologique) permet parfois à lui seul une amélioration franche (l'angoisse personnelle ou parentale est souvent un facteur important de dégradation). Si ce n'est pas le cas, certains examens complémentaires deviennent nécessaires (gazométrie artérielle ou capillaire artérialisée).

À l'hôpital, les bronchodilatateurs sont poursuivis par voie intraveineuse ou par inhalation. Les nébulisations permettent d'administrer des posologies élevées, sans exiger de coopération active. Sinon, à posologies comparables, les aérosols doseurs couplés à une chambre d'inhalation sont aussi efficaces que les nébulisations. Les inconvénients des nébuliseurs sont, outre le coût, l'encombrement de l'appareillage et le temps nécessaire à la préparation, à la réalisation de l'aérosol et au nettoyage du dispositif. De ce fait, ils sont d'un usage essentiellement hospitalier. Les appareils, ultrasoniques ou à compresseur, sont utilisables après vérification de l'adéquation entre le matériel et le produit à nébuliser. Le Salbutamol® ou le Bricanyl® pour nébulisations sont utilisés à des posologies de 50 à 150 μg par kilogramme de poids corporel (sans descendre au-dessous de 1500 μg, ni dépasser 5000 μg), à répéter toutes les 20 à 30 minutes, jusqu'à 12 à 15 fois par 24 heures. On peut y adjoindre des atropiniques (Atrovent® 250 μg par aérosol).

En cas de crise grave, les bronchodilatateurs sont toujours associés à une corticothérapie (prednisone ou équivalents 2 à 8 milligrammes par kilogramme de poids corporel et par jour en 2 à 4 fois après une première administration de 2 milligrammes par kilo) et à une oxygénothérapie adaptée à l'évolution des gaz du sang et/ou de la saturation transcutanée.

Les autres thérapeutiques (kinésithérapie, antibiotiques, réhydratation par voie intraveineuse) sont fonction de la gravité et des signes associés. L'insuffisance respiratoire ne requiert qu'exceptionnellement une assistance ventilatoire.

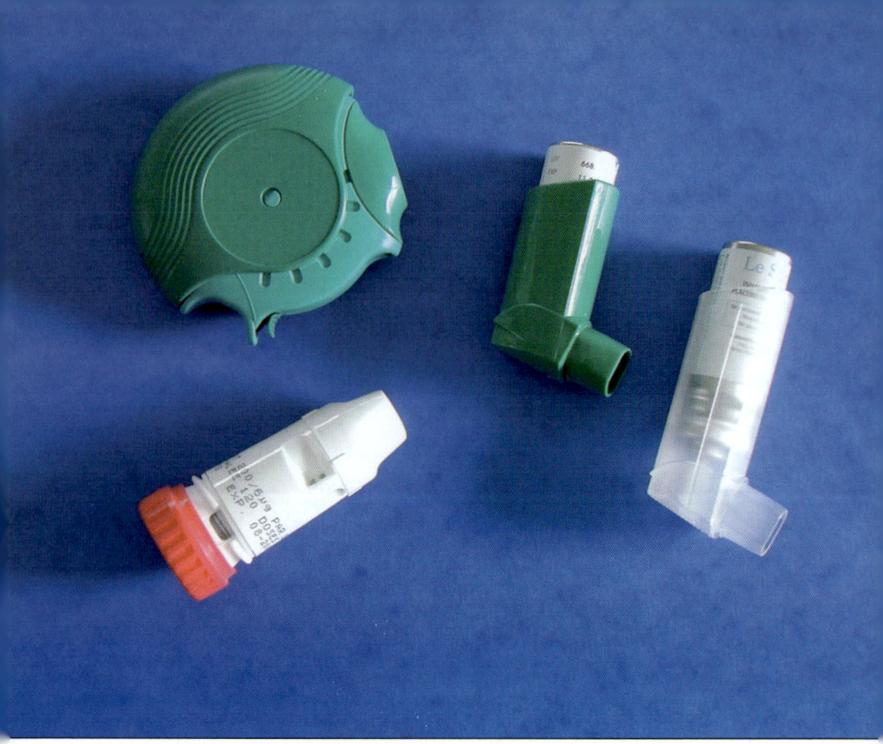

Aérosol doseur

Les traitements de fond

Chaque crise, quelle qu'en soit la cause ou la gravité, majore l'inflammation et l'hyperréactivité bronchique. Les anomalies fonctionnelles respiratoires persistent plusieurs jours après la résolution des symptômes. Le traitement suffisant de chaque accès visant à restituer rapidement un état bronchique « normal » est un élément capital dans la prévention des récidives. C'est probablement aussi le meilleur moyen d'éviter la constitution progressive d'un trouble ventilatoire obstructif fixé.

Indépendamment des crises, une corticothérapie orale de 8 à 10 jours peut être nécessaire pour restaurer une fonction respiratoire qui se dégrade à bas bruit ou qui, ne retrouvant pas ses valeurs optimales, explique la répétition des accès. Le rétrécissement persistant des bronches traduit un état inflammatoire majoré, gêne le drainage des sécrétions, favorise la surinfection et entrave la pénétration des médicaments inhalés. Le traitement habituel devient alors inefficace et l'asthme déséquilibré.

La prévention environnementale

Les conseils de prévention au niveau de l'environnement découlent directement de l'observation des mécanismes en jeu dans le déclenchement des crises, de la genèse ou de l'entretien de l'inflammation bronchique. Il est important que ceux-ci soient bien compris pour que les mesures soient acceptées et appliquées.

Comme chez tous les enfants, **le calendrier vaccinal doit être à jour.** Dans la mesure du possible, il faut préférer chez le nourrisson une garde à domicile ou chez une nourrice plutôt que la crèche collective qui favorise la répétition des viroses.

À tout âge, le tabagisme passif (et bien entendu, actif) est à proscrire. Ne pas fumer en présence directe d'un enfant est un minimum. L'habitacle de l'automobile est concerné. Les éléments nocifs de la cigarette consumée persistent longtemps dans une pièce non aérée, alors que la fumée n'est plus visible. Il faut prendre en compte le tabagisme, habituel, des personnes assurant la garde de l'enfant, mais également celui de tiers occasionnels.

L'éviction des autres irritants non spécifiques est plus aléatoire, encore que l'on puisse, pour un nourrisson, surseoir aux sorties par temps de grand vent ou de brouillard...

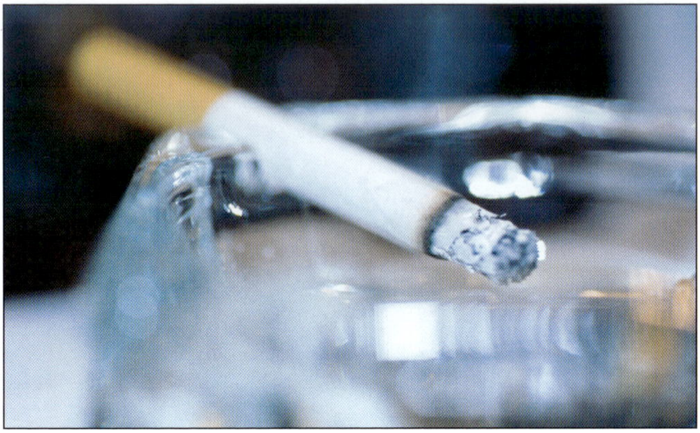

Seul, parmi les facteurs déclenchants potentiels, l'exercice physique doit être maintenu, organisé pour en tirer tous les bénéfices, sans en subir les effets délétères.

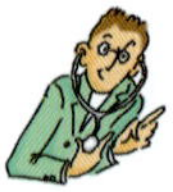

L'éviction maximale des principaux **pneumallergènes** concerne tous les asthmatiques indépendamment des résultats de leurs tests allergologiques, compte tenu du caractère évolutif de la sensibilisation. Les tests renseignent sur un état actuel, ils ne soignent pas. Positifs ou négatifs, ils ne modifient pas fondamentalement la conduite à tenir vis-à-vis de l'environnement.

Les **acariens** de la poussière de maison sont responsables d'une grande majorité de sensibilisations et d'allergies. Ces araignées microscopiques, allergisantes par leurs déjections, se nourrissent essentiellement de débris de peau humaine. Elles prolifèrent dans les matelas organiques d'autant plus vite que la température est élevée (proche de 25°), constante, et que l'humidité est importante (70 à 80 %). Une attention particulière doit être apportée à la literie. Un matelas synthétique, régulièrement aéré, aspiré, éventuellement traité par des acaricides (Acarcid®, Acardust®, Anti-AC®, Sanytol anti-acariens®...) ou enfermé dans une housse spécifique (Acar-Housses®, Allerbio-Housses®, Dom'Hous®) est moins propice à leur développement. S'il y a deux lits dans la chambre, quand l'enfant cohabite avec son frère ou sa sœur par exemple, les deux doivent être traités. L'idéal est de pouvoir laver régulièrement draps, oreillers, couettes et couvertures à 60°, température qui détruit les acariens et dénature les allergènes.

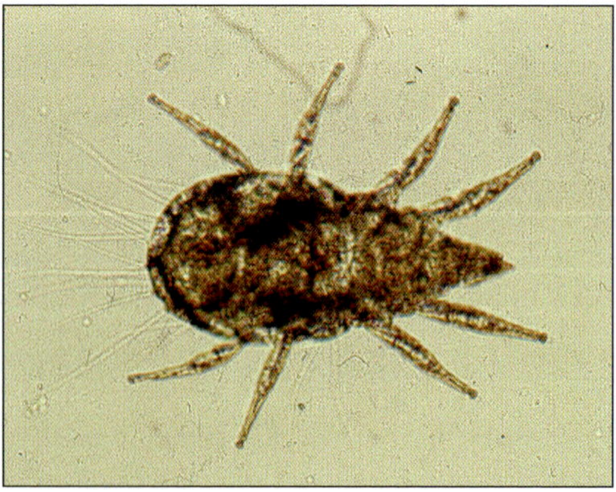

Acariens

La chambre est aérée tous les jours, maintenue (au moins l'hiver) à une température de 18 à 19°. Un minimum de tentures, tapis ou moquettes réduit les niches à poussière. Les peluches lavables à 60°, en nombre raisonnable ne sont pas dangereuses. Le dépoussiérage régulier (aspirateur dans l'idéal muni d'un filtre de sortie récupérant les petites particules, chiffon humide...) diminue la concentration des allergènes dans l'air ambiant. Diverses techniques (Acarex test®) permettent de mesurer la concentration des acariens dans la poussière de maison (recueillie dans le sac de l'aspirateur) et, éventuellement, d'en optimiser l'éviction. Le risque de sensibilisation est majeur lorsque la concentration des acariens dépasse 2 μg par gramme de poussière.

Une allergie à un animal domestique peut favoriser ou aggraver un asthme. L'animal domestique ne dispense pas ses allergènes uniquement au contact direct. En termes de risque de sensibilisation, les jeux extérieurs avec un chat (les allergènes majeurs sont produits par les glandes sébacées de la peau et les glandes salivaires et ne sont pas directement attachés aux poils) ou un chien (les allergènes majeurs sont contenus dans les squames des phanères, la salive, les urines) sont certainement moins dangereux qu'un séjour prolongé de l'animal dans la maison, même si on prend soin d'éviter les contacts directs ou la présence simultanée dans une même pièce. Les allergènes en suspension dans l'air peuvent persister plusieurs mois après le départ de l'animal.

Les conseils valent très tôt, dès que le risque est établi, avant le diagnostic définitif. Il est plus facile de ne pas acquérir d'animal que d'avoir à se séparer du chat offert à l'enfant, parfois en raison même des privations liées à sa maladie, sous prétexte qu'il n'est pas (encore) allergique.

Lorsque l'environnement au sens large (allergénique, toxique, psychologique, technique...) est incompatible avec la mise en route ou la poursuite des mesures nécessaires, on doit discuter l'opportunité d'une séparation momentanée, d'une hospitalisation de courte durée, voire d'un placement en maison spécialisée. Les vertus des stations de « cure « relèvent davantage du changement environnemental que du climat lui-même ou des qualités de l'eau. Les objectifs et la durée d'un tel éloignement font l'objet d'un contrat précis (stabilisation de la maladie, autonomisation dans la prise médicamenteuse, apprentissage des techniques, des contrôles, des conduites à tenir). Ce peut être aussi une mesure ponctuelle, pour un séjour « de vacances « dans de bonnes conditions.

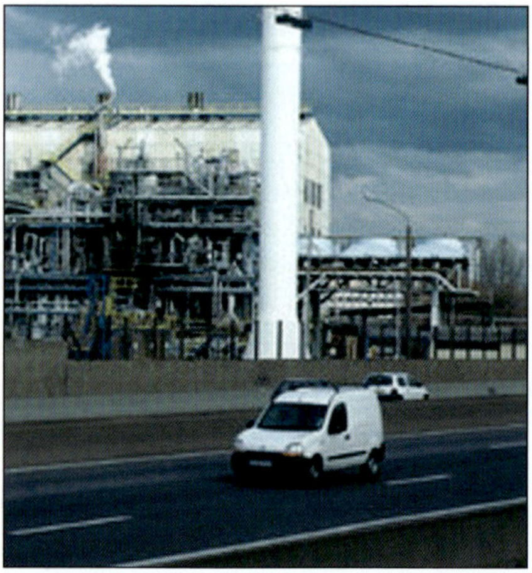

UNE INHALATION APRÈS L'AUTRE...

Si on utilise deux produits indépendants, le bronchodilatateur doit précéder le corticoïde. Mais, dans cette indication, les présentations pharmaceutiques associant dans le même distributeur corticoïde – bronchodilatateur retard sont les plus faciles à utiliser. L'administration se fait matin et soir à la maison, avec la chambre d'inhalation et en un minimum de temps. Ceci n'empêche pas la prise complémentaire de bêta 2 mimétiques d'action rapide en cas de besoin (symptômes cliniques ou prévention de l'asthme induit par l'exercice).

Le traitement médicamenteux de la maladie bronchique

Il repose essentiellement sur la **prise régulière et prolongée des corticoïdes inhalés**. Outre leur action anti-inflammatoire, ces derniers potentialisent l'activité des bêta 2 mimétiques. La posologie initiale est comprise entre 500 et 1000 μg de béclométasone (ou équivalents) par 24 heures en une à deux prises. Elle est parfois augmentée en cas de nécessité. La durée d'un traitement médicamenteux est d'au moins six mois. Une diminution de posologie exige au moins trois mois asymptomatiques.

Ce traitement de long cours peut être évité dans l'asthme léger intermittent lorsque les crises, très épisodiques sont parfaitement isolées et rapidement réversibles après inhalation de bronchodilatateurs. L'espace intercritique doit alors être totalement libre, aussi bien au repos qu'à l'exercice et tant sur le plan clinique que fonctionnel. Le traitement « au coup par coup » des accès peut être suffisant et pris dès les prodromes si ces derniers ont été repérés. Un tel traitement préventif est administré chaque fois que les crises occasionnelles sont prévisibles (facteur déclenchant authentifié inévitable).

Dès que la fréquence des crises augmente ou qu'apparaissent des symptômes entre les crises (toux, dyspnée, wheezing ou fluctuations importantes de la fonction ventilatoire), ou bien encore lorsque les crises, peu fréquentes et non prévisibles, sont particulièrement graves, le traitement anti-inflammatoire (corticoïdes inhalés) de long cours devient obligatoire.

Il n'est pas rare que la corticothérapie locale seule soit insuffisante pour maîtriser l'ensemble des symptômes (crises, équivalents mineurs, asthme induit par l'exercice). **L'adjonction d'un broncho-dilatateur** est alors utile. Le médicament anti-inflammatoire inhalé pénètre d'autant plus facilement dans les bronches que les voies aériennes sont maintenues ouvertes.

Les modalités d'aspiration et leur rythme doivent être régulièrement contrôlés. Si, pour une raison quelconque, la fréquence ou la technique d'administration sont insuffisantes, mieux vaut imaginer une autre stratégie que fermer les yeux.

LES ANTILEUCOTRIÈNES

Le Singulair® (antileucotriène) appartient à une nouvelle classe de médicaments anti-inflammatoires dont l'avantage est sa présentation. Il est actif par voie orale en une seule prise journalière. Ses indications initiales sont la prévention de l'asthme induit par l'exercice. Il est utilisé seul ou associé à des médicaments inhalés. Des essais en cours pourraient le justifier en traitement de première intention, à la place des corticoïdes inhalés dans les asthmes modérés.

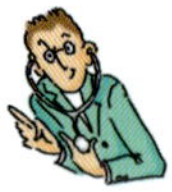

Le traitement doit s'adapter à l'évolution clinique, en recherchant la plus petite dose efficace.

Il faut bien comprendre que les objectifs des bronchodilatateurs, quels qu'ils soient, ne sont pas ceux des traitements préventifs (corticoïdes inhalés, leucotriènes). La confusion est fréquente, et dans l'amalgame, le traitement anti-inflammatoire moins immédiatement spectaculaire est, faute d'explications suffisantes, volontiers abandonné au profit du bron-chodilatateur, ce qui peut être néfaste à long terme (aggravation du processus inflammatoire). Si le traitement de fond n'est pas efficace à 100 % de prime abord, cela ne signifie pas qu'il est inutile à long terme. Toute diminution de l'inflammation augmente les chances de guérison et réduit les risques d'évolution vers une bronchopathie chronique obstructive.

Lors des périodes instables, avant l'augmentation de la posologie des médicaments en cours, il convient de contrôler la fonction respiratoire et de retrouver, si nécessaire, le meilleur niveau avec une corticothérapie par voie générale.

Le recours à une corticothérapie continue par voie orale n'est bien évidemment qu'une dernière extrémité. Cette situation exceptionnelle (asthme corticodépendant) et à réévaluer de façon périodique est cependant une réalité chez quelques patients, pour lesquels le risque thérapeutique à long terme ne doit pas faire négliger le risque vital immédiat. Dans ces asthmes difficiles à maîtriser, les alternatives (atropinique, anti-histaminique, théophylline retard...) sont à tester, le plus souvent en association.

Les effets secondaires

Les corticoïdes inhalés sont le plus souvent très bien supportés. Les effets secondaires sont rares, essentiellement locaux (raucité de la voix, muguet buccal). Les effets généraux sont exceptionnels mais possibles. Un ralentissement de la vitesse de croissance staturale est observé chez certains enfants particulièrement sensibles. Ce ralentissement (à surveiller) est réversible à l'arrêt du traitement. L'utilisation de la chambre d'inhalation, en réduisant la contamination buccale, diminue le risque de complications aussi bien locales que générales. Les particules qui se déposent dans l'appareil auraient de toute façon impacté la muqueuse buccale ou laryngée si l'on avait utilisé l'aérosol doseur seul ou le distributeur de poudre. Elles représentent une part importante du médicament inutile (puisque n'arrivant pas sur son site d'action) susceptible d'intervenir dans la genèse des effets indésirables.

En présence d'une complication, il faut peser avantages et inconvénients, en gardant à l'esprit que c'est bien la maladie qui est dangereuse et non pas le traitement. Ce dernier doit être adapté au mieux pour réduire au maximum les effets secondaires.

En tout état de cause, ces effets secondaires sont minimes eu égard à ceux d'une corticothérapie générale répétée qui deviendrait nécessaire en l'absence de traitement continu ou vis-à-vis d'une obstruction bronchique définitivement fixée. Il faut combattre la tendance « écologique » qui accuse les remèdes d'être plus redoutables que la maladie et les médicaments efficaces, d'induire une accoutumance dangereuse (puisque bien sûr les symptômes réapparaissent lorsque leur prise est interrompue !).

Les traitements de l'allergie

La **désensibilisation** conventionnelle ou rapide (rush) exige que l'allergène ait été parfaitement identifié, que son rôle ait été démontré (concordance entre l'observation clinique, les tests biologiques et les tests de provocation dans les cas incertains) et que la fréquence des crises qui lui sont imputables soit suffisante, malgré des mesures préventives et un traitement médicamenteux de fond bien conduits. En pratique, elle doit être limitée à certains allergènes purifiés (acariens ou pollens), pour des asthmes à déclenchement allergique prédominant, avec mono-sensibilisation. C'est dans ces indications qu'elle a fait ses preuves. Lorsqu'elle est efficace, elle dure 3 à 5 ans. Dans le cas contraire, elle est interrompue au bout de 6 mois à 1 an. La désensibilisation ne traite pas directement la maladie bronchique. Elle ne dispense pas du traitement de l'asthme proprement dit.

Les médicaments **anti-histaminiques** et le kétotifène (Zaditen®) sont des adjuvants utiles, notamment lorsque l'asthme est associé à d'autres manifestations allergiques (rhino-conjonctivite, rhume des foins).

La prise en charge psychologique

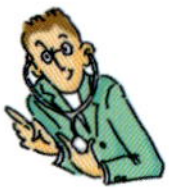

Les relations parents/enfants pâtissent obligatoirement de la maladie. Cette dernière complique la tâche éducative qui incombe aux parents. À ce niveau, le médecin n'est pas leur substitut. Son attitude et ses conseils sont néanmoins importants pour éviter que la maladie ne devienne le prétexte ou la cause de conflits permanents. **Symptômes, examens, traitements ou hospitalisations ne sont pas des punitions et ne peuvent intervenir comme moyens de pression. Pour cela, la responsabilisation directe de l'enfant, considéré le plus rapidement possible comme l'interlocuteur principal est un point important. Le centre des débats est bien sa santé.**

L'aide du psychologue, dans les situations conflictuelles, doit être suffisamment précoce. S'il n'y a pas d'asthme à déterminisme uniquement psychologique (l'asthme est une maladie avant tout bronchique), les problèmes psychologiques interviennent indiscutablement dans la fréquence et la gravité des manifestations. Cela doit être clairement énoncé. L'opportunité d'une séparation momentanée, dans certaines situations critiques, a déjà été évoquée.

3. L'enfant asthmatique et l'École

L'école est un facteur d'intégration sociale très important pour les enfants et les adolescents, *a fortiori* s'ils sont asthmatiques. Du fait de sa prévalence, l'asthme est constamment présent à l'école. Il touche au minimum 2 à 3 enfants par classe et génère souvent un absentéisme significatif. Diverses enquêtes récentes montrent que la moitié seulement des enfants habituellement traités dispose de ses médicaments à l'école et que les enseignants méconnaissent très souvent cette pathologie chez leurs élèves. Pourtant, si la prévention de l'asthme induit par l'exercice n'est pas faite, la maladie peut occasionner une gêne importante dans certaines activités comme l'éducation physique et sportive. D'autre part, bien qu'un grand nombre d'enfants asthmatiques allergiques soit sensibilisé aux allergènes des animaux domestiques, la présence d'un animal à poils au sein de l'école n'est pas rare... À l'inverse, la connaissance du diagnostic aboutit encore trop souvent à des dispenses (activité physique et certaines activités extrascolaires).

L'intégration scolaire des enfants asthmatiques est une obligation légale depuis la circulaire ministérielle 93-248 du 22 juillet 1993. Elle concerne l'accueil des enfants et adolescents atteints de maladies chroniques dans les établissements d'enseignement publics et privés des premier et second degrés (l'asthme y figure nommément). L'objectif est de permettre la réussite scolaire et l'insertion sociale et professionnelle de ces enfants en favorisant la scolarité grâce à certains aménagements. Le médecin scolaire doit déterminer l'aptitude de l'enfant à suivre une scolarité ordinaire à partir des informations recueillies auprès de la famille et du médecin traitant. Il propose également les aménagements nécessaires. En cas d'incompatibilité entre l'état de santé de l'enfant et les capacités d'accueil, des solutions alternatives doivent être proposées à la famille, éventuellement en saisissant la commission de l'éducation spéciale. On doit aussi insister sur l'importance de ne pas orienter l'enfant asthmatique vers une profession qu'il ne pourrait exercer.

La prise de médicaments pendant le temps de présence des élèves a l'école est précisée depuis 1992. Lorsque les familles le demandent, il est souhaité que l'école apporte son concours pour l'exécution des ordonnances médicales prescrivant un traitement par voie orale ou par inhalation. Les enseignants sont tenus à une discrétion professionnelle pour tous faits ou informations relatifs à la santé de l'enfant.

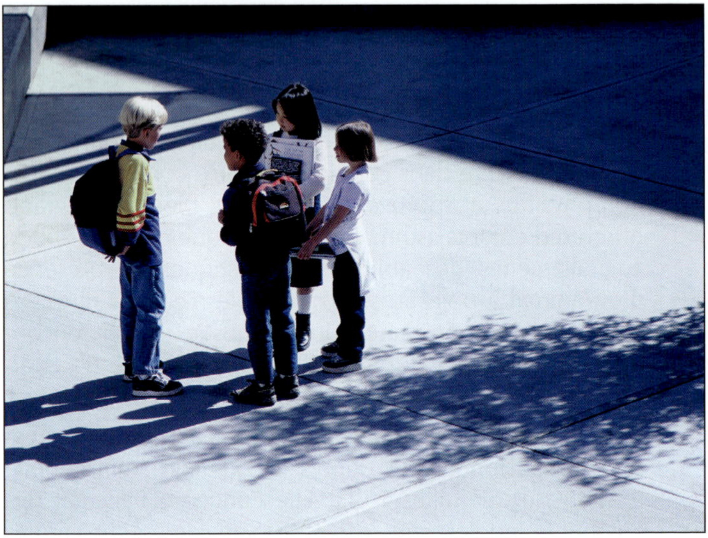

Les premiers soins en cas de manifestations aiguës de la maladie doivent être organisés selon un protocole d'intervention inclus dans le projet d'accueil individualisé. Dans le domaine pédagogique, l'élève doit être considéré de la même manière que ses camarades en bonne santé. Mais chaque fois que des difficultés de santé conduisent à dispenser l'élève d'une séquence pédagogique, la recherche d'un dispositif qui lui permette de bénéficier de toutes les compensations nécessaires, en particulier pendant les périodes d'hospitalisation ou de maintien à domicile (structures de scolarisation hospitalière, organismes habilités à apporter un soutien éducatif, Centre National d'Éducation à Distance) est prévue.

4. L'enfant asthmatique et le sport

La prévention des dangers liés à la technique sportive est applicable à l'enfant malade comme à l'enfant sain. Mais l'asthme présente des risques qui lui sont spécifiques. Certaines situations (plongée sous marine, escalade en solitaire) peuvent être dangereuses lors d'une crise ou d'une complication (pneumothorax). L'augmentation de la pression intrathoracique des efforts à glotte fermée ou de la plongée sous-marine exagère le risque de pneumothorax. Ou encore l'équitation multiplie les contacts allergéniques...

L'intrication sport, environnement et asthme est particulièrement étroite au niveau de l'asthme induit par l'exercice qui doit être prévenu.

En dehors de toute pathologie, la capacité physique est d'autant meilleure que l'activité est suffisante et régulière. Meilleure est la capacité, meilleure est la forme et les activités de tous les jours sont ressenties avec moins de fatigue. **Dans la vie de la majorité des enfants, le jeu, libre ou organisé (sport), est un élément important. Les asthmatiques doivent également pouvoir y accéder sans risque. L'absence d'exercice ajoute l'hypotrophie musculaire aux difficultés ventilatoires. Elle précipite l'enfant dans un cercle vicieux l'excluant des activités normales de son âge, ceci parfois indépendamment de réelles limitations pathologiques et le confine dans son statut de handicapé.** Les contre-indications doivent donc reposer sur des critères objectifs. En leur absence, éventualité la plus fréquente, toute restriction doit être levée. L'entraînement physique, même sur de courtes périodes, améliore la condition physique. La presque totalité des activités sportive est adaptable à chaque cas.

L'exercice physique apporte des bénéfices spécifiques. C'est un moyen efficace de drainage bronchique. Pratiqué régulièrement, il augmente l'endurance des muscles respiratoires et leur résistance à la fatigue. Or, cette dernière est largement en cause lors des poussées d'insuffisance respiratoire aiguës. Enfin, chez l'asthmatique, l'exercice régulier, après prémédication et échauffement suffisants, diminue l'incidence de l'asthme induit par l'exercice et des accès spontanés, le nombre d'hospitalisations et l'absentéisme scolaire. Il permet également de réduire la consommation médicamenteuse. Ceci est largement lié à une meilleure maîtrise de la ventilation au repos et à l'exercice.

Les épreuves d'exercice sont la base de décisions objectives qui autorisent le plus souvent une activité physique sans restriction. Il est encore difficile d'affirmer qu'à long terme, les programmes de réhabilitation améliorent le pronostic global des patients handicapés respiratoires et leur espérance vie. Mais les éléments montrant l'amélioration de la qualité de vie à moyen terme sont suffisants pour encourager la pratique régulière d'un sport, soit dans le cadre d'une structure ordinaire (club, famille) lorsqu'il n'y a pas de contre indication, soit dans le cadre de programmes individuellement adaptés et surveillés pour les plus malades.

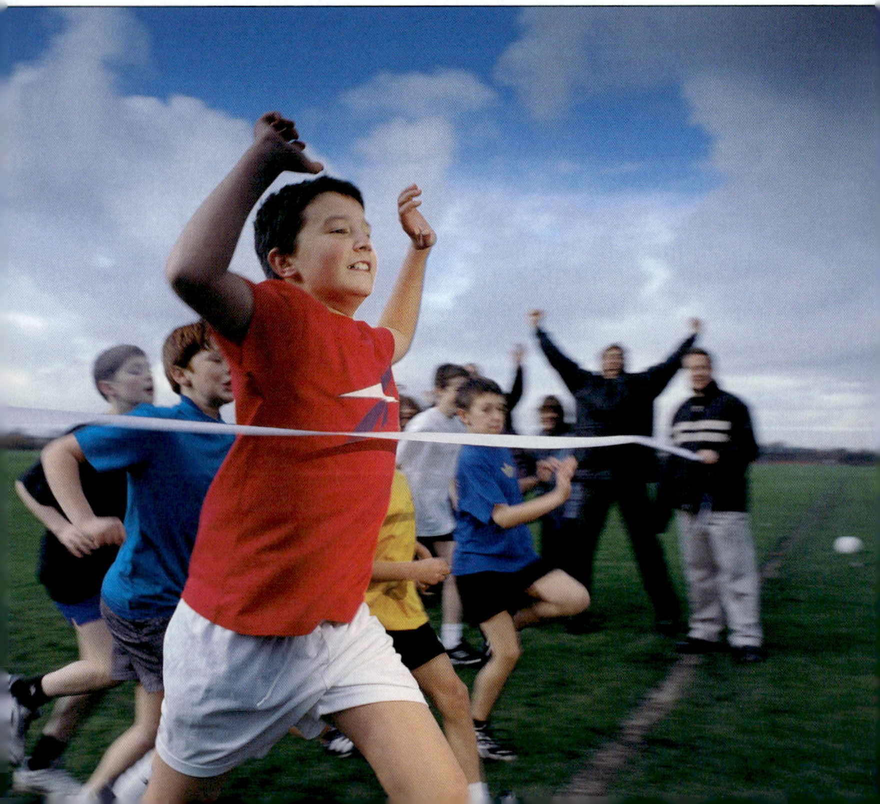

CONCLUSION

Le suivi prolongé de nourrissons asthmatiques montre que 3 sur 4 ne présenteront plus de symptômes au cours de l'enfance et que plus de 3 enfants asthmatiques sur 4 n'auront plus de symptômes à l'âge adulte. On peut très raisonnablement espérer une amélioration de ce pronostic avec une adaptation optimale des mesures thérapeutiques, curatives et préventives.

Rien ne permet cependant d'affirmer que tel nourrisson sera en rémission 7 ans plus tard ou que tel enfant n'aura plus de manifestation à l'âge de la puberté. D'ailleurs, si ces enfants sont effectivement asymptomatiques à ces échéances, l'expérience et la littérature enseignent que cette rémission, même très prolongée ne signifie pas obligatoirement guérison. Sans sombrer dans un pessimisme injustifié, il est important de préciser que rien n'est totalement définitivement acquis et que le traitement doit être poursuivi longtemps, plusieurs mois au minimum, souvent plusieurs années.

Ces incertitudes actuelles doivent être partagées avec l'enfant et sa famille. Quelle confiance pourrait garder un jeune adulte à qui l'on a prédit une évolution définitivement favorable et qui se trouve incapable, à cause de la réapparition de son asthme, d'exercer le métier à risque qu'on lui a laissé apprendre sans avertissement préalable ? Et quelle confiance pourraient garder les parents d'un enfant à qui l'on a retiré le chat, affirmant qu'il était la cause de sa maladie et qui, en plus du chagrin occasionné, garde des crises toujours aussi fréquentes ?

Les échecs thérapeutiques ou les évolutions spontanément favorables ne peuvent remettre en cause des mesures dont l'utilité est largement confirmée par des travaux anciens ou plus récents. Ces mesures doivent être conseillées avec la plus grande conviction, adaptées à chaque cas particulier, pour une vie personnelle, familiale et scolaire la plus normale possible. On ne peut supporter le pari d'un pronostic spontanément favorable chez un individu donné. Les fluctuations évolutives sont d'autant mieux acceptées que leur éventualité a été expliquée. Si les modalités d'application peuvent varier, le raisonnement de base ne peut être que le même.

IDÉES REÇUES

Asthme est une maladie allergique.

FAUX. L'asthme est une maladie bronchique. De nombreux allergiques ne sont pas asthmatiques (rhume des foins et autres manifestations cutanées isolées) et de nombreux asthmatiques ne sont pas allergiques (asthme dit intrinsèque). Mais il est vrai que le risque d'asthme est beaucoup plus élevé chez les allergiques et vice-versa.

Le risque d'asthme chez un enfant est plus important s'il existe des cas d'asthme chez les parents ou chez les frères et sœurs.

VRAI. Bien que les mécanismes de transmission ne soient pas connus, les antécédents d'asthme sont un facteur de risque. Le pédiatre devra prendre en considération ce facteur chez le nourrisson qui présente une bronchite sifflante.

Le risque d'asthme est plus important chez les enfants gardés en crèche.

VRAI. Certains médecins remettent en cause le rôle favorisant de la collectivité et de ses viroses répétées dans l'apparition de l'asthme. En revanche, la fréquentation de la crèche augmente le risque de confirmation et de pérennisation de la maladie chez le nourrisson asthmatique ou à risque d'asthme (qui a présenté une première bronchite sifflante).

L'allaitement maternel protège contre l'asthme.

OUI ET NON. Ce point reste discuté. Mais, pour de nombreuses autres raisons, l'allaitement maternel est fortement conseillé, autant que possible.

L'enfant porteur d'un asthme allergique a souvent d'autres problèmes allergiques : rhinites, con-jonctivites, eczéma...

VRAI. Les autres manifestations de la maladie allergiques peuvent s'associer ou alterner avec celles de la maladie asthmatique.

L'exercice peut déclencher des crises d'asthme, surtout s'il s'agit d'un exercice violent.

VRAI. L'asthme induit par l'exercice est extrêmement fréquent chez l'enfant asthmatique, allergique ou non. Il peut être facilement prévenu, soit par un échauffement particulier, soit par l'inhalation préalable de bêta-2-mimétiques (bronchodilatateurs).

L'asthme disparaît habituellement grâce à la puberté.

FAUX. S'il est vrai que de nombreux nourrissons et enfants asthmatiques seront en rémission prolongée (peut-être guéris) à l'âge adulte, la puberté n'y est pour rien.

La cortisone est réservée aux formes graves d'asthme.

OUI ET NON. La corticothérapie locale, inhalée est la base du traitement de l'asthme dès que les crises se répètent. La corticothérapie par voie orale sur de courtes périodes est indispensable en cas de crise non immédiatement maîtrisée par les bronchodilatateurs ou en cas de dégradation de la fonction respiratoire à distance des crises. Cependant, la corticothérapie par voie générale prolongée est effectivement réservée aux asthmes graves dits corticodépendants.

Un enfant asthmatique doit emporter ses médicaments à l'école et se débrouiller en cas de crise.

OUI ET NON. Un enfant asthmatique doit disposer de ses médicaments à l'école (en cas de crise ou en prévention de l'asthme induit par l'exercice). En revanche, l'usage peut être prévu et contrôlé par les enseignants dans le cadre d'un projet d'accueil individualisé.

INDEX

NOTES